当代卫生事业管理学术丛书

中国转型期医疗纠纷非诉讼解决机制研究

方鹏骞　孙　杨　著

法治建设与法学理论研究部级科研项目(07SFB2005)

科学出版社

北　京

内 容 简 介

  本书首先在对医疗纠纷非诉讼解决机制理论进行探讨的基础上,结合国内外医疗纠纷及其解决机制的比较研究和对医疗事故技术鉴定数据的实证分析,对我国转型期医疗纠纷现行和可行的非诉讼解决机制进行逐个分析,包括协商、调解、仲裁等,指出了目前非诉讼解决机制存在的不足,并对其施行的前提条件、具体方式给出了进一步完善的建议,特别是创新性地提出了较为清晰的医疗纠纷仲裁解决方式框架,然后从整体上构建我国医疗纠纷非诉讼解决机制的理论模型,指出在现实基础上比较合理和可行的医疗纠纷解纷体系改善路径,并将此作为本书的最终落脚点。

  本书可作为各级卫生行政管理机构及有关政府部门医疗纠纷工作相关管理人员、各类各级医疗机构医疗纠纷处理的相关专业人士,以及有关研究机构科技工作者的参考书,也适合高等院校的卫生政策、医院管理、医事法学等专业的学生学习与研究之用。

图书在版编目(CIP)数据

中国转型期医疗纠纷非诉讼解决机制研究/方鹏骞,孙杨著. —北京:科学出版社,2011

(当代卫生事业管理学术丛书)

ISBN 978-7-03-032675-1

Ⅰ.①中… Ⅱ.①方… ②孙… Ⅲ.①医疗事故-民事纠纷-研究-中国

Ⅳ.①D922.164

中国版本图书馆 CIP 数据核字(2011)第 224813 号

责任编辑:王京苏 / 责任校对:纪振红
责任印制:张克忠 / 封面设计:蓝正设计

科 学 出 版 社 出版

北京东黄城根北街 16 号
邮政编码:100717
http://www.sciencep.com

北京市文林印务有限公司印刷

科学出版社发行 各地新华书店经销

*

2011 年 10 月第 一 版　　开本:720×1000 1/16
2011 年 10 月第一次印刷　　印张:10 3/4
字数:196 000

定价:38.00

(如有印装质量问题,我社负责调换)

丛 书 总 序

一

《易经》有云："举而措之天下之民，谓之事业"。卫生事业，以保障和促进人民身体健康为使命，以社会稳定和发展为目标。它关系到千家万户的幸福安康，关系到国家和民族的未来。因此，卫生事业的使命是伟大的，其性质是神圣的。在这宏伟而灿烂的旗帜指引下，运用知识、学术去推动卫生事业的发展，去寻求解决卫生事业发展历程中面临的问题和困境的方法，是非常伟大的事业。

二

谈起卫生，人们往往将其与生命健康相联系。诚然，卫生事业管理作为以保障公众健康为宗旨的一门学科，在经历了近 30 年的发展历程后，已逐渐走向成熟；在相关学科的渗透和影响下，其内容不断丰富和发展，更加系统和科学。特别是在社会医学视野下，卫生事业管理立足于以医学和管理科学为核心的跨学科发展模式不断拓展，现已形成卫生政策规划、卫生制度建设、卫生资源配置、卫生服务保障、卫生法律法规、卫生经济管理、卫生信息管理等多位一体的全方位、多维度研究模式。

与此同时，卫生事业体现了政府和社会的责任，卫生事业的发展要求同国民经济和社会的发展相协调。改革开放以来，政府对卫生事业日益重视，中国卫生事业快速发展，医疗技术水平大大提高，服务规模不断扩大，医疗保障制度逐步健全，传染病得到有效控制……这些都是卫生领域的福音。但同时我们也要认识到，困境、障碍、瓶颈也困扰着卫生事业的发展，公正、公平、正义的卫生价值体系需要我们去建设和实现。而对此，知识分子是能够做一些事情的。

三

同济，蕴涵同舟共济之意。同济学人时刻投身于卫生领域，在卫生事业的发展历程中，与社会各界人士同一方水土，共一番事业。华中科技大学同济医学院医药卫生管理学院始建于 2001 年，是全国教育部部属高校中唯一的一所集教学、科研、培训和咨询于一体的医药卫生管理学院。多年来广大师生同策同力，共同组建了一支充满创新和探索精神的卫生事业管理研究队伍，承担了大量的国际国内研究项目，取得了一系列学术成果。

为推动卫生事业管理学科的发展，分享学院的学术见解，在科学出版社的大力支持下，并报有关部门批准，我们拟用 3 年时间出版"当代卫生事业管理学术丛书"，并邀请国内外知名学者担任本丛书的学术顾问。

本丛书包括著作十余部，其内容主要基于学院教师承担的国家自然科学基金、国家社会科学基金、国家科技支撑计划等支持的重要科研项目，围绕国家医疗卫生政策、医疗卫生改革、国家基本医疗保障、社区医疗与新型农村合作医疗、医院管理理论与实践、国家与区域卫生信息化、卫生与健康信息资源管理等方面的相关研究成果进行出版。

就理论研究而言，本丛书将从多角度、多层次论证我国医疗卫生事业发展的宏微观问题，完善新时期我国卫生事业发展的学术研究框架，表现并提升我国在该学科的研究能力；就学术应用而言，本丛书将在大量论证的基础上，提出具体方案，以支撑我国医疗卫生事业的政策规划、医疗卫生改革的深化推进、医疗卫生机构的管理运行实践；就学科发展而言，本丛书将广泛借鉴国内外医疗卫生事业管理学科的重要研究成果，引入最新研究方法与手段，对我国卫生事业管理学科体系的健全、内容的拓展、方法的更新和研究的深入具有重要价值。

我们希望"当代卫生事业管理学术丛书"的出版能对卫生事业管理研究有所推动；能对卫生事业管理实践有所裨益，能对我国甚至全世界的卫生事业发展有所贡献。这是本丛书所有编写人员希望看到的。但我们是否做到了，就留待广大读者朋友去评判了。

华中科技大学同济医学院医药卫生管理学院

2010 年 7 月 20 日

序

当前中国正处于深刻转型期，这是一个渐进的变革时期，也是社会矛盾的多发期。经济的发展、政治的改革、文化的多元……这一切都是学者们孜孜不倦探讨的永恒话题。卫生领域的改革同样备受关注，其一举一动，无不牵动着外界的心弦。

转型期既给卫生改革带来机遇，又带来挑战。作为卫生领域的一名工作者，我在感受时代变迁的同时，也亲身体验了市场经济给医疗市场带来的巨大变化，而其中就包含了医疗纠纷的愈演愈烈。

如果在20多年前，一则医疗纠纷可能是爆炸式新闻；但在今天，大家对"医疗纠纷"这一名词已不再陌生。在接受这一现实的同时，我们要客观地看待这一社会现象和问题，因为医疗纠纷的产生包括了医方、患方、社会、管理、法律等多方面的因素。

医疗纠纷虽然可以防范，但难以完全避免。因此，寻求一种公平、高效的解决方法，成为构建和谐医患关系的必然选择。反思以往医疗纠纷解决过程中所遇到的种种困难和窘境，我们不难发现，交流与合作的不足、相互尊重与宽容的欠缺，往往是医疗纠纷难以快速有效解决的最大障碍。因此，发展医疗纠纷的非诉讼解决机制（alternative dispute resolution，ADR），是缓和医患关系、有效解决医疗纠纷必不可少的措施。

非诉讼解决机制概念起源于美国，20世纪60年代开始应用，并因其低成本、高效率而备受青睐，很多国家纷纷效仿。国内的许多专家也对此作了一些研究，尽管这一方式的应用在我国还不够成熟，但医疗纠纷的特殊性和技术性导致靠诉讼解决医疗纠纷的方式存在局限性，这使得非诉讼解决机制在解决医疗纠纷中扮演着越来越重要的角色。

2002年我国颁布的《医疗事故处理条例》，为正确处理医疗事故、保护患者和医疗机构及其医务人员的合法权益提供了保障，有利于维护医疗秩序、保障医疗安全、促进医学科学的发展。从该条例中可以看出，相关行政部门已经将协商和调解作为解决医疗纠纷的重要手段，但此时还没有明确提出非诉讼解决机制，也没有将仲裁作为解决医疗纠纷的手段之一。

那么在我国，非诉讼解决机制在解决医疗纠纷中究竟扮演着什么样的角色？《中国转型期医疗纠纷非诉讼解决机制研究》为我们作出了解答。方鹏骞教授及他带领的团队在经过大量调查研究之后，运用多种研究方法对我国非诉讼解决机制的使用现状作了系统阐述，分别对协商、调解和仲裁进行了分析，对非诉讼解决机制和诉讼对比情况作了剖析，同时借鉴较成熟的国内外理论和经验，从医患双方的利益出发，创新性地提出了适合我国国情的非诉讼解决机制理论模型，为我国在这样的一个特殊历史背景下如何使用非诉讼解决机制来解决医疗纠纷，如何更高效、公平地解决医疗纠纷提供了理论基础。可以说，这是在我国卫生领域里首次提出构建系统的、完整的非诉讼解决机制体系，这是非常重要的一步，也是奠定理论基石的关键环节。在了解理论的基础上，应考虑实践问题，将其与中国国情、中国医疗纠纷、中国患者群等相结合。我相信，在社会不断发展、学者不断努力、医务人员水平不断提高的情况下，减少医疗纠纷，快速、公平地解决医疗纠纷，构建和谐医患关系将不仅仅是一个愿望。这是社会发展的必然，也是我们迫切期望看到的一个结果。

　　我与方鹏骞教授相识多年，深深感受其作为一位学者体现出的严谨求实的治学风范、严肃认真的工作态度。"修辞立其诚"，多年来，他一直耕耘在学术研究的领域里，心无旁骛、甘于寂寞，大胆探索医药卫生管理领域的新知识、新观点。该书的出版，凝聚了他多年教学与研究的心血，从体系的构建到非诉讼解决机制理论模型的提出，都体现出方教授及其团队对非诉讼解决机制在中国实施的心声。尽管该书中有些内容存在不尽完善之处，但不能掩盖它的理论指导意义。

张宗久

2011 年 3 月

前　言

在当今社会中，大众法律意识逐渐增强，患者及其家属对自身在医疗活动中的权益保护意识不断提高，而医务人员尚未对自身工作的高风险性、高难度性、高技术性形成准确的认识，加之媒体夸张误导等因素，导致医患关系日趋紧张，医疗纠纷逐年增加，处理的难度也日益增大。如何解决医疗纠纷问题、探讨医疗纠纷的相关内容已然成为社会不容忽视的热点问题之一。

医疗纠纷数量快速增长、原因复杂、形式多样化也使得医疗纠纷处理难度加大，索赔金额不断增加，而采取非诉讼方式解决的医疗纠纷的数量不断下降，甚至很多患者在医疗纠纷中采用"医闹"的方式进行维权，严重冲击了正常的医疗秩序，危及社会稳定。这说明传统的医疗纠纷解决途径已经出现问题，不适应社会转型期的医患关系的现实要求，改革医疗纠纷解决模式已经成为医药卫生体制改革中的一个重要问题。

2009年12月26日《中华人民共和国侵权责任法》已由中华人民共和国第十一届全国人民代表大会常务委员会第十二次会议通过，并于2010年7月1日起施行。《中华人民共和国侵权责任法》中，以专门的章节对医疗纠纷中可能出现的侵权行为作了专门的阐述。

首先，这一实体法的出台对医疗纠纷的诉讼解决机制具有重要的影响。《中华人民共和国侵权责任法》从医疗行为中可能出现侵权行为的角度，对医患双方的责任和义务进行了进一步的明确，这是在《中华人民共和国民法通则》、《关于参照〈医疗事故处理条例〉审理医疗纠纷民事案件的通知》及《关于审理人身损害赔偿案件适用法律若干问题的解释》之后，我国对医疗行为中的侵权责任判断变得更加明晰，也使得涉及侵权行为的医疗纠纷有了明确的法律适用依据。

《中华人民共和国侵权责任法》在一定程度上必然将纠正目前在医疗纠纷诉讼中法律适用"两元化"的现象。基于《中华人民共和国侵权责任法》，在日后的医疗纠纷诉讼中，是否构成医疗事故将不再成为判断医方是否具有赔偿责任的判断依据，而医方是否存在过错，将决定医疗纠纷诉讼解决途径的结果。

其次，《中华人民共和国侵权责任法》对目前非诉讼解决机制的相关鉴定程序也将产生影响。在医疗纠纷中，医方是否存在过错，必然需要专业人员或组织进行调查和判断，其结果是纠纷解决的重要参考依据。目前司法鉴定的主要内容就是对医疗纠纷中，医方行为和患者损害之间是否存在因果关系进行鉴定，并判断医方行为是否存在过错，这一鉴定职能将继续在以后的诉讼和非诉讼解决机制中发挥重要作用。而由中华医学会组织实施的医疗事故技术鉴定则可能处于一个比较尴尬的地位，无论鉴定结果是否构成医疗事故，其对医疗纠纷解决的贡献将逐步淡化，因此医疗事故技术鉴定将可能面临职能和鉴定焦点的调整，以适应目前新的医疗纠纷解决环境的变化。

再次，必须进一步注意《中华人民共和国侵权责任法》出台后可能导致的医疗机构和医务人员防御性医疗行为。众所周知，医疗行为是伴随着高风险的，在医疗服务的进行过程中，要求医疗机构和医务人员做到完全的无过错，显然违背了医学科学的客观规律。虽然在《中华人民共和国侵权责任法》中，对医方过错加以"出现患者损害"、"医方明显违背诊疗规范"等限制条件，但这一法律本身对医疗机构和医务人员将产生极大的心理压力，这样的压力伴随医患关系的紧张，可能会进一步促使医方采取防御性的诊疗策略和医疗行为，反而不利于医疗纠纷的防范和解决。这一可能性需要得到研究者和政策制定者的关注。

最后，医疗纠纷的解决必然是医患双方的互动博弈过程，虽然《中华人民共和国侵权责任法》明确了医疗纠纷诉讼中的法律适用问题，简化了医疗纠纷诉讼的复杂性，但综合看来，相对于医方，患方通过诉讼程序解决医疗纠纷的成本依旧高昂，诉讼程序也只是解决医疗纠纷的最后选择。研究者应该更加关注法律环境的变化对医疗纠纷非诉讼解决机制的影响，并通过机制的再设计，在公平公正、保障医患双方合理利益的基础上，提高非诉讼解决机制的运作效率，降低纠纷解决的成本，缓和紧张的医患关系，促进医疗纠纷的合理解决。

在 2010 年 2 月发布的《关于公立医院改革试点的指导意见》中明确指出，要求"建立医患纠纷第三方调解机制，积极发展医疗意外伤害保险和医疗责任保险，完善医疗纠纷调处机制"等内容，而我国多个地区也已经开展了以人民调解委员会为载体的医患纠纷第三方调解机制试点。以上都体现了新医改背景下我国医疗纠纷解决模式的改革前进方向，同时也代表着系统的完善和建立医疗纠纷非诉讼解决机制的政策环境已经日趋成熟。

而如何准确地表达医疗纠纷非诉讼解决机制的内涵，理解其在国际上的使用情况，如何与我国具体国情相结合，以及我国转型期需要什么样的医疗纠纷非诉讼解决机制体系是本书所希望回答的问题。

作　者

2011 年 9 月 20 日

目　录

第一章 绪 论

第一节 医疗纠纷非诉讼解决机制的提出

现今我国社会正处于社会经济、政治和文化结构整体变迁的转型期，也是社会矛盾的多发期。在这一特定的社会转型期，社会保障制度不健全，缺乏相应的维护疏通机制，医学领域呈现出人们对医疗保健服务需求不断提高和医疗资源相对有限的矛盾，以及群众"依法维权"观念不断增强和我国医疗体制、法制建设不尽完善的矛盾，由此导致医疗纠纷日益增多并日趋复杂，如何减少医疗纠纷、倡导和谐医患关系是构建和谐社会的必然需求，如何快速、公正、低成本地解决医疗纠纷，建立和维持良好的医患关系，不仅是医方和患方的共同愿望，而且是学者们研究的重要课题。

诉讼是医疗纠纷重要的传统解决方式。严格的程序制度、最高权威的裁判和国家强制力的保证实施等因素使得诉讼在医疗纠纷的解决中占据着比较重要的地位。然而，诉讼在医疗纠纷解决过程中的不足也是显而易见的：医疗纠纷的专门化和日常化的特点使得法院实际上无法承受为数众多的医疗纠纷带来的压力，由此不可避免地造成诉讼的拖延和高成本；诉讼中角色不同所引发的激烈对抗使得双方互不信任，医患关系遭受严重破坏。20 世纪 60 年代以来，非诉讼解决机制（alternative dispute resolution，ADR）因其在纠纷解决方面表现出来的特殊价值与优点逐步受到人们的重视和青睐，成为许多国家和地区解决民事纠纷的一大趋势。从我国所面临的现实情况看，将非诉讼解决机制引入医疗纠纷领域不失为一条快速、有效地解决医疗纠纷的途径。

本书通过对我国转型期医疗纠纷非诉讼解决机制进行研究，在全面了解我国医疗相关行政体制与法律规范、医疗纠纷解决机制现状的基础上，借鉴比较成熟的国内外医疗纠纷非诉讼解决机制理论和实践，从理论创新的角度对我国医疗纠纷非诉讼解决机制的法律问题进行系统研究，从而试图创建适合我国国情的可行的医疗纠纷非诉讼解决机制理论框架，建立可供选择的机制模式，提出合乎现实且可操作的主要制度路径，为我国立法、司法部门建立医疗纠纷解决法律体系提供基础理论支持和政策建议，使医患关系得以健康发展，为和谐社会的发展作出贡献。

第二节 相关概念的界定

要进行转型期医疗纠纷非诉讼解决机制研究，首先应该明确与转型期医疗纠纷非诉讼机制紧密联系的相关概念和它们之间的关系。

一、转型期

自从人类文明的历史脚步从传统的农业文明迈向现代工业文明以来，"社会转型"便成为理论家们用来描述和解释人类社会进步的常用语。当中国逐步确立了社会主义市场经济体制以后，它便成为中国理论界用来描述和解释市场经济确立前后中国社会整体状况和当代景况变化的核心范畴。但是，如何深刻地理解和自觉地把握"社会转型"却仍然是一个理论难题。

"社会转型"这一范畴源于西方发展社会学理论，是英语 social transformation 的中文解释，主要指社会发生的重大而深刻的变化。在中国，"转型"这一概念从 1992 年开始流行。它最早的也是最典型的含义是体制转轨，即从计划经济向市场经济体制的转变，这与西方国家的主流理解是一致的。

从社会学的角度看，任何一种社会制度都发源、进化并繁荣于它所存在的这个社会。若缺乏孕育该制度的社会结构的支撑将导致该制度的功能紊乱。因此，当一种纠纷解决体系的有效性已经为西方国家所证实之时，应被给予足够重视的一个问题就是，目前的中国社会是否具备能够包容并支持该种纠纷解决体系的类似的社会结构[1]。经历 30 多年的经济体制改革和市场经济的转轨，我国的医疗纠纷非诉讼解决机制在社会转型时期面临着一系列新的情况和问题。

当前，我国正处在社会转型时期，在转型过程中，社会的各种矛盾和问题，往往首先表现为复杂而频发的纠纷。面对这种形势，近年来，包括法院、司法行政机关、地方政府在内的各有关机构组织，正致力于通过分工与协调，建构和完善一个多元化的纠纷解决机制，以实现社会治安综合治理，促进和保障社会的稳定和健康发展，建立良好的法治秩序[2]。社会转型时期的特殊性，是我们研究任何一项制度都不能回避的问题。

二、医疗纠纷

作为一类纠纷的指称，医疗纠纷并没有一个确切的法律定义，学者们对其含义的理解也没有得到统一。有的学者认为，医疗纠纷是指患者及其家属与医疗单位双方对诊疗护理过程中发生的不良后果及其产生的原因认识不一致而向司法机关或卫生行政部门提出控告所引起的纠纷[3]。实际上，医疗纠纷的存在并不以向司法机关或卫生行政部门提出控告为条件，同时，因履行医疗合同过程中所发生的纠纷（如医院的治疗未能达到通常情况下所应达到的治疗效果而引起的纠纷）也应属于医疗纠纷。

本书认为，医疗纠纷的内涵是：医院与患方之间对诊断、治疗和护理的性质、效果及与病情之间的因果关系认识存在分歧，患方认为不良医疗行为对其健康造成损害，要求追究医方责任并对损害进行赔偿的纠纷。医疗纠纷是外化为当事人各种具体对抗行为的纠纷，而不仅是一种内心的不满，其根本特征在于其应受并且可受法律评价。

医疗纠纷的概念至少包括三方面含义：①医疗纠纷一般是发生在医患之间的纠纷，在纠纷中当事人一方是患方，往往处于控诉者的地位；另一方是医务人员，是被指控或投诉的对象。但在特定情况下，患方也能成为被告，如涉及医疗费用给付的纠纷、扰乱医疗机构的秩序等情形；②医疗纠纷是围绕医疗过程发生的，是医疗服务引起的纠纷。需要由专业人士判断医疗过程中是否存在有过错的医疗行为，以及有过错的医疗行为是否与患者的损害后果之间存在因果关系；③医疗纠纷的外在表现形式可以是投诉、交涉、申请行政调解、起诉，也可能是一些激烈的外在行为等。

在《中华人民共和国侵权责任法》出台以前，医疗纠纷分类的主要依据是医疗事故处理的相关行政法规。2002 年国务院颁布了《医疗事故处理条例》取代 1987 年的《医疗事故处理办法》作为处理医疗事故的法律依据。在《医疗事故处理条例》颁布以前，我国学者一般根据《医疗事故处理办法》的规定，将医疗纠纷分为医疗过失纠纷和非医疗过失纠纷。医疗过失纠纷包含医疗事故和医疗差错两个下位概念。医疗事故是指在医疗护理过程中，因医务人员诊疗护理过失，直接造成病员死亡、残废、组织器官损伤导致功能障碍的事故（《医疗事故处理办法》第二条）。医疗差错是指因医疗单位的过失而给病人造成一般损害后果的医疗事件。非医疗过失纠纷可分为无医疗过失纠纷和医疗以外原因引起的纠纷。无医疗过失纠纷最常见的是医疗意外和并发症[4]，同时疾病的自然转归也会引发无过失的医疗纠纷。

相较于《医疗事故处理办法》而言，《医疗事故处理条例》明确扩大了医疗事故的范围。《医疗事故处理条例》第二条规定："医疗事故，是指医疗机构及其医疗人员在医疗活动中，违反医疗卫生管理法规、行政法规、部门规章和诊疗护理规范、常规，过失造成患者人身损害的事故。"这一规定明确了医疗机构也属于医疗事故的责任主体，而且将所谓"医疗差错"致人身体损害的医疗过失行为也纳入医疗事故的范围。

但是在实际的操作中，依然将损害较小的医疗过失纠纷视为医疗差错而非医疗事故。因为《医疗事故处理条例》第四条对医疗事故的分级，损害程度最轻的四级医疗事故也是"造成患者明显人身损害"的。这就说明损害不明显的无法归类到医疗事故中。可以说，该条例第二条医疗事故的内涵与第四条的分类是矛盾的。因此，本书对医患纠纷的分类将现实操作为依据，如图 1-1 所示。

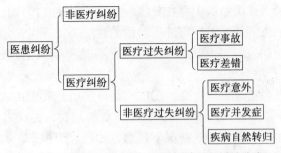

图 1-1　按原因对医患纠纷分类

　　此外，以是否为医疗事故对医疗纠纷进行分类。在医疗纠纷处理过程中，我国现行的行政法规和最高人民法院的司法解释将医疗事故纠纷区分为医疗事故纠纷和非医疗事故纠纷而分别对待，非医疗事故纠纷又分为一般人身损害赔偿纠纷和非人身损害性纠纷。如图 1-2 所示。

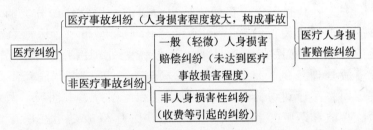

图 1-2　按是否为医疗事故对医疗纠纷分类

三、医疗纠纷非诉讼解决机制

（一）非诉讼解决机制的定义及背景

　　非诉讼解决机制，在我国通常翻译为替代性纠纷解决方式、可选择性纠纷解决方式或非诉讼解决方式[5]。非诉讼解决机制最初是 20 世纪逐步发展起来的各种诉讼外纠纷解决方式的总称，与法院进行的诉讼并没有关系。但是自 20 世纪 70 年代以来，在英国、美国、法国等国家特别是在美国一些州的法院内附设了仲裁和调解等第三人解决纠纷的制度，将非诉讼解决机制作为诉讼程序的一环引入，形成了司法非诉讼解决机制制度，有学者又称之为法院附设非诉讼解决机制（court annexed ADR），由此司法非诉讼解决机制作为替代诉讼的一种纠纷解决方式开始在法院内部发挥重要作用。

　　目前对于非诉讼解决机制概念人们尚未形成统一的认识，就其本身而言，非诉讼解决机制是一个概括性、综合性的概念，它所涵盖的是一个广阔的领域，包含了一切可以用来替代诉讼的非诉讼纠纷解决方式，这些纠纷解决方式相互之间并没有很多的共同之处，唯一的共同之处在于它们都是相对于诉讼而言的，是诉讼外可以选择用以解决纠纷的方式。目前各国为了满足解决纠纷的需要，赋予了非诉讼解决机制不同的具体内容，因此非诉讼解决机制也是一个开放的、不断发展的概念，它随着各国纠纷解决实践的发展在不断发展。

非诉讼解决机制蓬勃发展的原因在于：首先，人们对诉讼在解决纠纷中所暴露出来的缺点和弊端失望；其次，现实主义法理学主张对社会的综合需求、审判机关的功能给予更多关注[6]。事实上，非诉讼解决机制的发展不仅基于对诉讼过程中各种困境的反思，而且还基于追求和谐的社会秩序和社会关系的文化意识。这种文化意识并不认为诉讼是一种最好的或必须适用的民事纠纷解决方式，相反，每种民事纠纷解决方式都各具特点与价值，都可适用于解决不同特点的民事纠纷。

非诉讼解决机制根据其纠纷解决主体的不同，可以分为三类[7]：①民间机构的非诉讼解决机制，如各国仲裁机构的仲裁、我国的人民调解、日本的交通事故纷争处理中心、美国的邻里司法中心等；②行政机构批准的非诉讼解决机制，如消费者协会下的非诉讼解决机制、劳动争议仲裁等；③司法非诉讼解决机制，又称法院附设非诉讼解决机制，即附设于法院之内的非审判方式的纠纷解决方式，如美国法院附设的调解、仲裁，英国的可选择程序，日本的家事调解等。

（二）非诉讼解决机制与诉讼机制的比较

由于非诉讼解决机制是相对于诉讼而言的诉讼外纠纷解决方式，那么，我们就可以通过与诉讼的比较来认识非诉讼解决机制与诉讼机制的差异。

1. 程序的主动性、灵活性、开放性

非诉讼解决机制与诉讼之间最明显的外在差别表现在程序上。作为最具权威性的官方救济途径，审判制度所提供的是一种正统的、公开的、最符合形式合理性的程序，这种程序要求一系列专门化的操作规程，要求借助职业法律家——律师的参与，同时，也要求所作出的判决具有严格的规范性。相比之下，非诉讼解决机制就不像诉讼程序那么正规，也比诉讼程序灵活、简便。纠纷的受理非诉讼解决机制必须通过有效介入当事人的纠纷，充分查证，有时还需要提出纠纷解决协议供当事人选择，实现纠纷解决的目的，区别于司法审判的"不告不理"[8]；非诉讼解决机制在解决民事纠纷时可以采取灵活的做法，省略不必要的程序，在公正公平的原则下更加便捷、有效地解决纠纷。非诉讼解决机制的开放性是相对于司法诉讼的封闭性而言的，司法诉讼一般只对原被告的诉讼请求作出判决，不能解决诉讼请求之外的事项，当事人提出的与案件无关的事实不在审判解决的范围之内，具有一定的封闭性。和诉讼相比，非诉讼解决机制解决纠纷在当事人自愿的基础上可以对当事人的相关争议请求一并解决，在解决纠纷方面具有开放性和彻底性,最后达成的协议也不要求采取固定的形式——口头、书面均可。

2. 规范适用的广泛性与严格性

在纠纷解决基准方面,诉讼无疑是一个严格适用法律规范的过程。在这个过程中,法官尽管可以在一定程度上行使自由裁量权,但归根结底是以严格依法为宗旨的,法官必须适用法律规范或原则作出判断,并作出解释和说明。因此,司法程序中法官更关注法律条文的适用和普遍法律规则的确认。相比之下,非诉讼程序在解决纠纷时较为灵活,其所适用的规范除了法律规范和原则外,还可以以各种社会规范为依据,如公共道德、地方风俗习惯和行业标准等。

3. 解决过程的平和性与非对抗性

纠纷解决过程的平和性、解决结果的互利性是当代世界对非诉讼解决机制价值最为认同的一点,也是非诉讼解决机制显而易见的优势。这种优势自然是与诉讼审判相比较而言的,也就是说,审判中的纠纷解决以当事人双方的对抗为主。诉讼中对立面设置的目的在于制造一种对立竞争机制,调动人类好斗的本能,使双方直接碰撞和竞争,将涉案信息——证据和理由——从不同的角度挖掘、阐发,取得一种兼听则明的效果[3]。而法律程序的参加者如果完全缺乏立场上的对立性和竞争性,就会使讨论变得钝滞,无法充分反映问题的不同方面,从而影响决定的全面性、正确性。相比之下,非诉讼纠纷解决方式则以通情达理的对话和非对抗的斡旋来缓和当事人之间的对立,那么,经过当事人理性地协商和妥协,就可能得到双赢的结果。

(三) 医疗纠纷非诉讼解决机制

非诉讼解决机制的兴起导致相关民事纠纷领域纠纷解决机制的变革,这其中也包括医疗纠纷领域。许多国家和地区已经实践通过非诉讼解决机制解决医疗纠纷,运用较多的有英国、美国及我国台湾地区[9]。中国内地在运用非诉讼解决机制解决医疗纠纷方面较为落后,2002 年国务院出台的《医疗事故处理条例》对医疗纠纷处理模式已经设计了三种模式:协商、行政调解和诉讼,其中协商和调解并非是诉讼的前置程序,与劳动纠纷不同,启动调解的前提是双方都要"同意"。《医疗事故处理条例》还规定:除了当事人之间的协商外,只有卫生行政机关对医疗纠纷进行调解。许多在其他国家和地区已广泛运用并发挥较好效果的非诉讼解决机制方式,如医疗纠纷的仲裁及民间组织对医疗纠纷的调解等,在我国仍然缺失。因此,未来医疗纠纷处理机制的改革应朝着加速构建我国医疗纠纷非诉讼解决机制的方向发展。

非诉讼解决机制是医疗纠纷解决的首选之路。非诉讼解决机制作为诉讼纠纷解决的替代方式,具有自身的优势。其一,非诉讼解决机制解决方式的灵活弥补了诉讼程序的呆板及滞后。其二,非诉讼解决机制尊重当事人意愿,按照当事人选择的方式解决纠纷，充分保障当事人的程序性权利。其三，非诉讼解决机制为纠纷主体提供了平和的对话机会，使双方在对话中能够充分表达自己的利益，实现从对抗向对话转变的功能。其四，非诉讼解决机制人员的非职业性拉近了其与当事人的距离，非职业性特点能够使纠纷解决人考虑问题更全面，提出更切合双方利益的解决方案。其五，非诉讼解决机制充分利用社会资源解决纠纷，让更多的社会主体参与纠纷的解决，参与民主与法治社会的发展。其六，非诉讼解决机制在解决纠纷中倡导的利益平衡思想，使纠纷解决的结果能较充分地反映双方的利益。医疗纠纷解决的最终目的是通过解决纠纷，恢复医患关系，而诉讼的刚性和严格性很难缓和因医疗纠纷造成的医患关系的紧张态势。因此，非诉讼解决机制成为解决医疗纠纷的首选途径。

第三节　医疗纠纷非诉讼解决机制研究现状与评述

一、国外医疗纠纷非诉讼解决机制运用现状

医疗纠纷古已有之，然而，在现代社会却逐渐演变为一种多发性的纠纷类型。在世界各国，医疗纠纷数量均呈上升的趋势。

20 世纪后期以来，医疗纠纷的特殊性越来越受到世界各国的重视，不仅在医疗侵权的归责原则、赔偿和救济的方式上发生了一系列重大的变化，而且，在解决处理这类特殊纠纷的方式和程序上也出现了新的动向，同时，面对医疗纠纷及其处理中的新特点，各种医疗保障、社会保障及医疗风险保险等也随之有了快速的发展，这些都为建构合理的、多元化的医疗纠纷解决机制奠定了基础。20 世纪 60 年代以来，非诉讼纠纷解决方式——非诉讼解决机制因其在纠纷解决方面表现出来的特殊价值与优点逐步受到人们的重视和青睐，成为许多国家和地区解决民事纠纷的一大趋势。用非诉讼方式解决医疗纠纷，主要有共同协商以及借助第三方力量进行调解的方式，国外（如德国、日本、美国等）涉及第三方力量的有多种组织形式，有些通过仲裁机构或者民间力量或法院附设的组织来进行，因而出现多种诉讼外纠纷解决方式，具体方式将在后面的章节中论述。

在世界许多国家和地区，非诉讼解决机制已经成为与民事诉讼制度并行、相互补充的重要社会机制。因此，我们应借鉴其他国家和地区在民事纠纷解决方面的有益经验，将非诉讼解决机制引入医疗纠纷领域，以构建一个便捷、高效的医疗纠纷处理机制。

二、我国医疗纠纷非诉讼解决机制运用现状

当前我国医疗纠纷的解决主要是参照 2002 年国务院颁布的《医疗事故处理条例》，该条例指出医疗事故的解决主要有三条途径：①医疗事故争议可由双方

当事人自行协商解决；②可以向卫生行政部门提出医疗事故争议处理申请；③由人民法院调解或者判决解决，也就是所谓的"协商、调解、诉讼"，而协商、调解即本书中医疗事故处理的具体方式。

（1）自行协商解决。当患方与医方发生纠纷时，与其他民事纠纷一样，双方有权利"私了"。事实上，现实中大多数医疗纠纷正是通过协商解决的[10]。协商解决是指双方当事人之间本着平等、友善的态度和实事求是的精神，就纠纷自行达成一致的解决意见，并自觉履行各自约定的义务。医疗纠纷中，双方当事人可以自行和解，协商的最大特点是双方当事人之间自行达成共识，一般无须第三方从中斡旋、调停、仲裁或裁判。

（2）卫生行政部门调解。根据国务院颁布的《医疗事故处理条例》第三十七条："发生医疗事故争议，当事人申请卫生行政部门处理的，应当提出书面申请。申请书应当载明申请人的基本情况、有关事实、具体请求及理由等。当事人自知道或者应当知道其身体健康受到损害之时起一年内，可以向卫生行政部门提出医疗事故争议处理申请。"近年来，卫生行政部门参与处理了许多医疗纠纷，也收到了一定的效果，特别是在引导医患双方向医疗纠纷的法制化解决方面发挥了重要作用，而且在及时固定证据方面——主要是患方复印病历、及时封存病历和其他证据，都发挥了很好的作用，为以后通过其他程序解决医疗纠纷打下了很好的基础。

（3）民间调解。民间调解在我国又被称为人民调解，由人民调解委员会负责，调解当事人之间的纠纷。根据《人民调解委员会组织条例》的有关规定，人民调解委员会是村民委员会或居民委员会下设的调解民间纠纷的群众性组织，在基层人民政府和基层人民法院指导下进行工作。实践中，将人民调解应用于解决医疗纠纷的脚步才迈出不久，而且只在有限的城市或区域（如山西、上海等地）试行。

三、我国医疗纠纷非诉讼解决机制的检讨

（1）协商解决方式。①协商解决在相当多的情况下成了"和稀泥"式的解决方式。在实践中，有大量的医疗纠纷没有进行医疗事故技术鉴定就进行协商和解，很多纠纷事件在和解时完全回避医疗纠纷的性质。②协商解决医疗纠纷方式有较强的隐蔽性，不利于卫生行政部门对医疗机构的监管。

（2）卫生行政部门调解。其缺陷和不足主要表现为三个方面。第一，没有法律上主动介入的理由。要调解也好，行政处理也好，主要看当事人的意愿，必须要当事人提出，对患者而言是"书面的医疗事故争议申请"，对医疗机构而言，是"重大医疗过失行为的报告"。第二，范围仅仅限于医疗事故相关争议。第三，医患双方对让卫生行政部门参与处理医疗纠纷都存在着"心理障碍"。对医疗机

构来说，卫生行政部门参与了医疗纠纷处理之后，有一项非常重要的职权，就是处理"医疗机构和医务人员"；而对患方来说，由于我国医疗机构大多为国有单位，由医疗机构的上级卫生行政部门调解处理，所以医方可能既是"运动员"又是"裁判员"，其社会公信力值得怀疑。

将人民调解用于解决医疗纠纷的探索才刚刚起步，而且处理专业性较强的医疗纠纷，毕竟与调解以往的其他纠纷有较大差别，如调解委员会的组成，调解人员的配备与选择等方面，都要考虑医疗纠纷的专业性特点。

第四节 研 究 方 法

本研究拟采取定量和定性研究方法、理论分析与实证研究相结合的方法。

一、形势判断与情报分析法

课题小组专人搜集了医疗纠纷自 20 世纪 90 年代以来的发展情况，并注意搜集了医疗行业特别是公立医院规章制度和治理方式、政策环境的变化信息，21 世纪以来对医疗纠纷解决机制的新思考和理论上、实务上的批判和建议。同时，通过各种渠道，搜集了近年来出现的专门的医疗纠纷处理机构和医疗纠纷处置的新方式的相关信息。

具体搜集整理的情报资料如下：非诉讼机制等相关法律书籍、学术论文；全国和地方的医疗纠纷处理相关的法律法规、条例；医疗纠纷处理方面的案例；当前医疗纠纷调解概况、医患纠纷诉讼外调解机制概况、医疗纠纷的概念与特点、当前的医疗纠纷处理过程。通过资料的把握和情报分析，对我国医疗纠纷现状及其研究进展进行判断，归纳出可以借鉴的理论和方法，以及本研究的理论创新点和研究工作可能重点突破的方向，在此基础上完成了课题基础理论的综述。

二、研究实施方案的制订

在较完善的情报搜集和分析的基础上，制订了整个课题的实施方案，尤其是着重设计了研究进程管理的各种工具，包括课题讨论机制、调研质量控制方法、调研培训方法和课题资料管理方法等。同时经过课题组内部讨论初步设计了测量工具，之后再经专家咨询进行了修订。在预调研之后，根据调查对象行业内的实际情况，对测量工具作了再次修改，完善了测量工具的效度和实用性。

测量工具包括如下内容：卫生行政部门访谈提纲、卫生行政管理部门医政科室医疗纠纷处理工作情况调查；医院医务管理部门访谈提纲、医院机构调查表、医院医疗纠纷处理工作人员调查问卷；医疗事故鉴定办公室访谈提纲；法院医疗纠纷处理工作情况调查表、法官访谈提纲；劳动争议仲裁委员会访谈提纲、仲裁委员会处理纠纷情况调查表；医疗纠纷处理专门机构访谈提纲、医疗纠纷处理专门机构工作情况调查表；律师访谈提纲；患者调查问卷、医护人员调查问卷。

三、资料的收集和整理方法

（一）现场典型调查

本研究通过现场调查典型地域来收集资料，包括广东（广州、深圳、珠海）、湖北（武汉、襄樊、宜昌、荆州）两省。

1. 调查对象

每个调研的市均选取了 3 家公立医院、1 家人民法院，共调查医护人员 116 人、患者 110 人、医院医务人员 12 人。

2. 调查方法

本研究的实证调研以社会学定性调查方法为主，定量调查方法为辅，综合运用了多种调查研究方法。

（1）知情人士半结构访谈：对每个调研市的公立医院、当地人民法院、当地医学会医疗事故技术鉴定办公室、当地卫生行政管理部门医政处室、当地的劳动仲裁委员会、律师事务所等机构的负责人或纠纷处理工作人员进行了调查和访谈。

（2）专题小组讨论：选取卫生系统相关从业人员召开专题讨论会议，着重了解不同利益相关方对各种医疗纠纷各种处理方式的效率、效果、公平性的观点，了解专业人士对医疗纠纷处理方式的评价和展望。

（3）问卷调查：运用机构问卷调查相关机构情况，并通过患者与医护人员满意度问卷了解医患对医疗纠纷的认知与解决方式意愿情况。

（4）典型医患纠纷案例：通过收集某市级医疗事故鉴定委员会 2004～2007 年所有医疗事故技术鉴定书，进行定性资料定量化处理，并进行量化实证分析。

（5）现有资料收集：本研究搜集的资料主要有相关医事法律文件、政策规定资料、医院医疗事故争议处理程序、劳动仲裁委员会议事规则和仲裁文书、市人民法院医疗纠纷诉讼的民事判决书、市医学会医疗事故技术鉴定办公室相关格式文书等。

（二）资料的整理与分析

每次调研后均对调研得到的资料和数据进行了整理归类。定量资料已经输入计算机做成数据库以便随时分析，定性资料由调研人员整理形成统一格式的电子文档。

四、资料分析方法

（1）统计学方法：主要使用描述性统计学分析方法。

（2）利益相关集团分析方法：将政府、医院及医务人员、患者定义为不同的利益相关者，进行利益相关集团分析，探索其行为特征的相互作用，研究其利益冲突点和相应的约束关系。

（3）博弈分析：分别站在医患的角度对医疗纠纷的非诉讼解决机制进行博弈分析，发现主导双方活动的关键因素，并为双方提供一些进行博弈的策略和技巧。

五、在构建理论框架模型过程中综合运用的研究方法

（1）历史考察方法：研究医事法律制度的产生、发展、现状和历史背景的相互关系。

（2）比较方法：将现阶段的医事法律制度所存在问题与医疗纠纷解决机制进行横向比较，为理论模型建立提供参照系。

（3）逻辑分析方法：对医疗纠纷现象及相关领域的法律法规进行归纳、演绎、分析等推论性分析，以确定医疗纠纷法律问题的关键影响因素和各类解决机制之间的相互关联作用。

第五节　研究框架

纵观世界，非诉讼解决机制已经成为与民事诉讼制度并行不悖、相互补充的重要纠纷解决机制。事实上，非诉讼解决机制的发展反映并促进着一种时代理念和精神的变化——从对抗走向对话，从冷战走向协商，从单一价值走向多元化，从胜负之争走向争取双赢的结局。这种变化对处于社会转型及制度重组时期的我国来说，尤其值得关注。如今，反思以往医疗纠纷解决过程中所遇见的种种困难和窘境，我们不难发现，交流与合作的不足、相互尊重与宽容的欠缺往往是医疗纠纷难以快速有效解决的最大障碍。因此，发展医疗纠纷的非诉讼解决机制，对于缓和医患关系、有效解决医疗纠纷是必不可少的。推行医疗纠纷非诉讼解决机制的同时，我们的目标不仅仅是要完全倚重这种机制本身，而是要发展一个以非诉讼解决机制解决方式为主，以诉讼解决为最终保障的便捷、高效的多元化医疗纠纷处理机制。本研究是从理论探析和实践应用两大方面对合理构建医疗纠纷非诉讼解决机制的必要性与正当性加以论证，并在此基础上针对我国医疗纠纷非诉讼解决机制的完善提出一些合理的建言，以期对改善医疗纠纷的解决现状有所裨益。

本书共九章内容：第一章从宏观上介绍课题的重要性和社会意义，介绍医疗纠纷及医疗纠纷非诉讼解决机制的基本概念，以及本研究的研究方法、本书的总体思路。第二章介绍医疗纠纷非诉讼解决机制的理论基础，介绍本书所涉及的主要理论和概念界定。第三章介绍国内外医疗纠纷及其解决机制的比较研究，从总

体上对我国医疗纠纷的现状与解决机制现状做综述并与其他国家地区比较。第四章介绍医疗事故技术鉴定分析，分析技术鉴定的作用并与法医学鉴定比较。第五章介绍医患双方协商解决机制研究，对医疗纠纷协商的现状分析及改进策略（如使用状况、有效性、程序、双方博弈策略研究）进行论述。第六章介绍医疗纠纷调解机制研究，对行政调解机制构建（如行政调解机构资质、适用现状、法定程序、行政调解的适用性、存在的法律问题）进行论述。第七章介绍医疗纠纷仲裁解决机制的探索，探索仲裁机制的建构，包括医疗纠纷仲裁机制的可行性、医疗纠纷仲裁机构设立、人员配备的研究、医疗纠纷仲裁委员会工作机制研究等。第八章介绍医疗纠纷诉讼机制概况，简介司法部门在医疗纠纷中的作用。第九章介绍医疗纠纷非诉讼解决机制理论模型，总结本研究的成果，构建医疗纠纷非诉讼解决机制理论模型，完善立法及相关政策建议，并提出可以改良的部分，也思考了医疗纠纷非诉讼解决机制领域中我们尚未碰触的问题。

参 考 文 献

[1] 戈尔德堡 S B, 等. 纠纷解决－谈判、调解和其他机制. 蔡彦敏译. 北京：中国政法大学出版社，2005.

[2] 范愉. 当代中国非诉讼纠纷解决机制的完善与发展. 学海，2003，（1）：79.

[3] 梁华仁. 医疗事故的认定与法律处理. 北京：法律出版社，1998：1-480.

[4] 定庆云，赵学良. 医疗事故损害赔偿. 北京：人民法院出版社，2001：9，10.

[5] 范愉. 非诉讼程序（ADR）教程. 北京：中国人民大学出版社，2002：21.

[6] 郭玉军，甘勇. 美国选择性争议解决方式（ADR）介评. 中国法学，2000，（5）：127-128.

[7] 乔新，王克楠. 司法 ADR 与我国纠纷解决机制之完善. 法制日报，2001-06-10.3.

[8] Brown H J. ADR Principles and Practice. 2. London：Sweet & Maxwell，1999：32-34.

[9] 张海滨. 医疗纠纷的非诉讼解决方式——医疗纠纷 ADR. 中国卫生事业管理，2003，（3）：153-155.

[10] 郑力，金可，颜雪琴，等. 11 例医疗纠纷的调查分析. 中华医院管理杂志，2006，（22）：250-252.

第二章　医疗纠纷非诉讼解决机制的理论基础

第一节　医疗纠纷的医事法学理论

一、医疗行为和医疗服务的法律性质

（一）医疗行为的定义与分类

医疗行为可以分为普通医疗行为和其他医疗行为。狭义的医疗行为仅指普通医疗行为，即具有执业医师资格的医生与患者之间基于自愿原则进行的以疾病治疗为目的的诊断与治疗行为。

其他医疗行为包括美容整形等非治疗性的医疗行为、严重传染病等恶性疾病的强制性医疗行为、作为临床实验的新治疗方法的医疗行为等。这些医疗行为大都有专门的法律规定，比如，美容整形属于服务合同，由《中华人民共和国合同法》管理；传染病治疗由《中华人民共和国传染病防治法》管理等。

另外，没有取得合法执业资格的江湖游医进行的治疗是非法行医行为，按《中华人民共和国刑法》第三百三十六条处理，不属于本书所说的医疗行为。有执业资格但未经注册或在注册范围或执业地点外医治患者的，应受行政处理，社会危害严重的可以按《中华人民共和国刑法》处理[1]。

本研究研究的是医患双方自愿进行的普通医疗行为，即狭义医疗行为。

（二）医疗服务的专业特点

"医疗行为"的称谓是在客观地描述该行为本身，然而考虑到医患双方在医疗行为中的角色，那么医疗行为应换称为"医疗服务"。本研究从医疗纠纷的角度出发，认为医疗服务主要有以下特点。

第一，医疗服务具有即时性。如果将针对某个病人的医疗服务看做一个商品，那么这个商品是现场完成的，消费与生产同步进行。当然，这并不能说是医疗服务所特有的，其他服务业提供的服务产品也有这样的特性。

第二，医疗服务具有唯一性。个人体质和病理机制均不同，再加上环境的千变万化和个体对医疗手段的不同反应，实际上没有任何一个医疗服务方案是完全一致的。因此医疗服务作为一种商品，其具体特点是不可预知的，也是不可复制、不可再现的，没有任何两个医疗服务是相同的。这是医疗服务所特有的性质，也是每个人人体的精密结构和机制所决定的。其他服务业的服务可以有不同组合，而绝不会像医疗服务那样有如此多的变数。

（三）医疗服务的法律特点

医疗服务确实是一种服务，医生也确实是服务提供者，然而即使将患方求医视做是购买医疗服务，这也并不是普通意义上的服务买卖。因为医疗服务还有如下特点。

第一，医疗服务具有代理性。由于医疗行业的专业壁垒的存在，患者是无法自己选择某种医疗服务的，也无法指出医疗服务应用的不当之处，除非造成了伤害。所以，从技术上而言，医患双方的地位并不是平等的（这需要与法律上医患双方是平等民事主体相联系、相区别）。在选定医生后，患者就默许医生为他的服务购买代理人。因此，医生既是主要的服务提供者，也是患者的服务购买代理人，而患者仅仅处于配合和从属地位。

第二，医疗服务具有公益性。只要在自己能力许可情况下，并符合执业范围，医方不能拒绝医治病人，即使病人并不能支付所有的医疗费用。当病情出现意外变化，需要紧急救治时，医生应该尽善良管理人的责任，以病人健康为最高价值，在没有病人及家属授权下作出及时判断与处理。因此，医疗服务具有公益性。

以上两个特性决定了医疗服务不是一般的平等民事主体间的服务合同关系。然而我们依然将医患双方视做是平等的民事主体，只是在具体的操作性的法律条文上需要考虑到医疗服务的特性。

二、医患纠纷的分类与特点

（一）医患纠纷的性质与分类

纠纷在生活的各方各面、各行各业都广泛存在，发生在医疗服务行业的患方与医方之间的纠纷，可以称为医患纠纷。这里从医患纠纷的原因出发进行分类。医患纠纷是指医患双方之间发生的任何原因的纠纷，其中包括非医疗纠纷与医疗纠纷。医疗纠纷是由医疗服务引起的，与诊疗护理有关的纠纷，绪论中已经详细说明医疗纠纷的内涵。

因此，医患纠纷作为社会纠纷的一种，有与其他服务行业共同的原因，如关于服务态度、服务设施，而与医疗服务技术直接相关的，具有行业特殊性的纠纷才是医疗纠纷。本研究所指的医疗纠纷就是这种性质的纠纷。当然，需要指出的是，虽然本研究的研究对象是医疗纠纷，但是研究成果可以用于任何原因引起的医患纠纷的处理。因为，医患纠纷的原因和分类是纠纷发生后，进入纠纷处理过程中才能被确定的。实际上，所有的医患纠纷都进入了医疗纠纷的解纷机制中。之所以课题研究对象是医疗纠纷而不是医患纠纷，是因为医疗纠纷是医患纠纷中的焦点，也是主要的医患纠纷类型。

医疗纠纷按是否由医疗过失引起可以分为医疗过失纠纷和非医疗过失纠纷。

医疗过失是指医护人员的医疗行为违反卫生相关法律或医疗护理常规和规范，在自己医疗水平范围内未能尽到审慎的注意义务。非医疗过失纠纷中医务人员并没有主观过失，而是不可控因素导致了损害，包括医疗意外、疾病自然转归和不可预料的并发症。医疗意外是医疗过程中或某治疗结束后但与治疗过程直接相关的、由患者特殊体质引起的、在医护人员医疗能力之外的、无法预知的、也是其他大多数相同疾病患者不会出现的意外的医疗损害。

医疗过失纠纷按照损害是否明显可以分为医疗事故和医疗差错。医疗事故应按照《医疗事故处理条例》认定。除该条例所规定的医疗事故情形之外，造成不明显损害的医疗过失纠纷可以定性为医疗差错。这里医患纠纷基本是按纠纷的原因进行分类的，然而医疗过失纠纷分为医疗事故与医疗差错并不是出于性质或原因上的差别，只是损害结果程度有差别，而这个差别是由该条例所规定的。而按《中华人民共和国民法通则》规定，所有的医疗过失都应视为人身侵权损害。我国医疗纠纷解决的基本的法律分歧，也造成了医疗纠纷解决中无数的困扰。在以后的分析中，本书不得不时常提到这一点。

（二）医患纠纷的特点

正如上文所谈到的，因为进入解纷程序时医患纠纷的类别是不清楚的，这本身就是纠纷中双方争执的关键点，所以医患纠纷的特点无关医患纠纷的分类，而与损害结果的严重性及社会文化、医疗制度有关。本研究经过对医院医务工作者和医疗纠纷中患方的访谈得出医患纠纷在当前有如下的基本特点。

1. 在信息不对称的条件下，医患双方都处于弱势地位

患方要了解损害事实与医疗行为的关系等专业信息要付出很大的代价，医学专业壁垒难以突破。而医院能很快获得真实信息，但出于自身利益，会隐瞒某些信息。在信息获取中占弱势的患方为了维护自己，就可能会倾向于选择暴力和极端的手段。当患方因为自己是弱势而借助极端行为时，作为组织的医院只能以冷静和非暴力对待，因此，似乎医方又成了极端行为中的弱势。

为了医患纠纷更好地得到解决，应该使医患双方信息更对称，由第三方来提供咨询，进行专业鉴定。极端行为不能完全归结于民众素质，根源在于医患信息不对称，患方没有高资质的可信任的第三方的协助。

2. 患方的法律劣势

《医疗事故处理条例》第三十四条规定："医疗事故技术鉴定，可以收取鉴定费用。经鉴定，属于医疗事故的，鉴定费用由医疗机构支付；不属于医疗事故的，鉴定费用由提出医疗事故处理申请的一方支付。鉴定费用标准由省、自治区、直辖市人民政府价格主管部门会同同级财政部门、卫生行政部门规定。"该条例第四十九条第三款规定："不属于医疗事故的，医疗机构不承担赔偿责任。"

虽然由患方提出鉴定，在结果认定不构成医疗事故时，由患方付费看似公正，但实际上是给患者增加了风险。一般来说，市级医学会鉴定费用为2000～3000元，省级为3000～5000元。这对于大多数普通患者来说是一笔为数不少的支出。

加上患方对医疗事故技术鉴定的不完全信任，一旦鉴定不符合其诉求，患方就承担了大量成本，并且由于不信任而不满足于这个鉴定结果，就很容易导致矛盾加剧。

而在本研究的调查中发现，现实中的一些做法实际上与《医疗事故处理条例》并不一致，很多医院为了让医患纠纷更好、更快地得到处理，往往不管哪方申请，结果如何都主动为鉴定付费，其目的是鼓励患方采取正当合理的途径。

3. 个人面对组织的天然劣势

由于患方本身是个人，而医方是相对庞大、拥有丰富社会资源的组织，当个人和组织进行博弈时，先天就处于一种劣势地位，而且患方基本上处于陌生的领域。所以，在这种局势下，患方选择由家属亲友等组成一个小团体以壮大自己的力量，是一个很自然的博弈策略。因此，患者家属可能希望依托非常现的做法或行动寻求博弈中的优势地位。

本书认为，不能将患方的极端行为、激化矛盾的行为归结为患方的素质。为什么全国各地区，从城市到农村，都有这样的现象呢？这是患方和医方的力量博弈造成的，只有很少部分是由某些患方的道德品质问题造成的。

4. 互不信任

一方面，医方有保护自己的倾向，有些医院权利意识淡薄，不尊重病人的知情权，封锁信息。这种不恰当保护行为的产生正是由于医方不相信患方能保持理智。另一方面，患方有不信任医方的倾向，不信任医方能坦陈事实，且不信任医方会公正处理。双方在这种不信任下，很难通过协商达成彼此满意的妥协。这种互不信任的状况使得协商往往难以达成公正，而是力量博弈的结果。

另外，患方出于对医方的不信任，就求助于医疗事故技术鉴定，希望通过鉴定来认清事实，但其实患方对鉴定方也是不信任的。因此许多患方当事人作医疗事故鉴定如果对第一次鉴定不服的，还要求再次鉴定；鉴定出来后如果构成医疗事故的，还要做三期鉴定（即对误工、营养和护理的期限鉴定）。总之，患者对卫生行业内的任何非中立组织都不信任，加上没有其他非官方组织可以信赖，有些患者于是被逼选择突破社会原有体制机制，采取原始暴力博弈策略。当暴力博弈收到成效时，便越发盛行，一批社会闲散分子乘机扮演"医闹"、"医托"的角色。说到底，还是体制内缺少了有公信力的、中立的、非官方的第三方组织。

5. 医方反应缓慢

患方由于关系人命及家族切身利益和尊严，所以反应迅速而激烈。与之相反，医方每时每刻都在与疾病和生死打交道，发生医疗纠纷的风险较高。而且，由于很多公立医院危机管理机制落后，有时甚至自恃是国家事业单位，所以反应缓慢，态度不免傲慢。

6. 医患纠纷原因多为非技术服务质量

据资料显示，因管理不善和服务态度不好引起的医患纠纷占所有医患纠纷的一半以上，而由服务质量和医疗水平引起的纠纷仅占少数。

7. 最大问题在于事实认定不清

医患双方之所以有纠纷，关键在于对事实认定不清，对事实及应负责任彼此各执一词，而事实认定不清的原因在于信息的不公开，以及双方的对立心态。所以，解决医患纠纷的关键在于帮助双方公开全部信息，通过权威鉴定认清事实，并适用法律法规或道德，划清责任。

8. 医方考虑到医院声誉，希望大事化小小事化了，不愿意公开透明处理

这导致医院的无原则妥协，使"医闹"有机会得逞，使纠纷不能公开公正地得到解决。

第二节　纠纷解决理论、非诉讼理论及其在医疗纠纷中的适用性

一、社会转型期的特点

本书在绪论部分已经界定了社会转型期的概念和由来，并指出社会转型期是矛盾凸显期，需要重视纠纷解决体系的建设，考虑解纷体系是否有社会结构的支持。我国的社会转型期又可以进行如下的分期并具有一些自身特点。

1. 社会转型的分期与特点

全面社会转型过程可以粗略地分为两个阶段。第一阶段是转型前期，以社会物质结构，即生产力和经济结构的转型为主，以社会制度和社会文化的转型为次。第二个阶段是转型后期，物质生产结构的转型基本完成，而以政治、法律、文化等上层建筑系统化和完善为主。在这两个社会转型期中，一般转型前期的社会矛盾较为突出。转型前期随着生产力的解放和社会阶层的分化，纠纷变得多样和复杂，新的矛盾不断出现，作为上层建筑的法律和行政体系适应缓慢，社会解纷能力不足。人们不得不跳出体制设定，通过社会自发实践寻求新的纠纷解决渠道。

当前，我国依然处于社会转型前期，这一阶段主要的社会特点有五个。

第一，经济的发展。生产力和生产方式的现代化程度不断提高，市场经济体制日益完善，生活水平不断提高。

第二，传统文化逐渐削弱。传统儒家文化在市场经济条件下受到了强烈的冲

击。同时，社会主义文化还在成长中，需要进一步发扬光大。在市场经济影响下，人的精神世界更加自私、理性和物质化。

第三，法制体系日益健全，行政体制得到改善。改革开放 30 多年来，我国的社会主义法制体系得到健全，先后出台了医疗事故处理的办法、条例。经过了五次行政体制改革，我国行政体制更加高效、精练。

第四，人们对变革的承受能力增强。改革开放 30 多年来很多不可能变为可能，从向往温饱到奔向全面小康，中国人经历了太多前所未有的改变。因此，人们已经习惯了巨大的变化，变革成为了当代中国人文化基因的一环。这种鼓励变革、欢迎变革的社会状况，更有利于社会转型的深入。

第五，社会转型期纠纷频繁，解纷体系发展相对滞后。由于人民生活内容越来越多样和复杂，越来越多地涉及各方的利益，所以纠纷变得更多、更频繁了。而纠纷的解决所依赖的两个体制工具——法制与行政——的完善总是比生活方式的变化慢一步。社会转型期的这种特点，导致纠纷解决变得异乎寻常的重要。

2. 社会转型期纠纷解决的价值目标

纠纷解决的价值目标是什么？本书认为应该是社会的和谐、稳定和活力。我们希望整个社会是和谐和稳定的，然而稳定不是静态的，不是压抑和忍耐，而是动态的，充满自由、自律与活力的。因此，本研究所设定的价值导向就是希望将医疗纠纷的洪流引导到一个疏而不漏的纠纷解决网络中，以维护医患关系的稳定与和谐，同时保持医疗发展的活力。

纠纷解决方法的选择应秉承这样的价值取向：以尊重事实的立场，开放性地接受一切能为经验和实践检验所证明的政策提案和立法目标，包括正式制度与非正式制度之间的协调、国家权力与民间自治的互动、裁决机制与协商调解程序的相互作用[2]。

二、纠纷解决理论的特点

什么是纠纷解决学？纠纷解决学是近年来国内外蓬勃兴起的一个学术领域，其日渐成为一门具有独立研究对象和方法的综合性学科。它的研究内容是纠纷的社会成因、发展过程，纠纷解决的规律；它的研究目的是提供纠纷的解释框架、纠纷解决的指导原则，建构纠纷解决机制、规范和法律体系，完善纠纷解决的操作技术[2]。

纠纷解决理论认为和谐和冲突是矛盾统一体，社会处于和谐——冲突的二元演化中，犹如中国古代的阴和阳。和谐和冲突在社会任何角落都共同存在，小到办公室内的利益关系，大到整个社会的群体和阶层的利益关系，和谐与冲突就如太极的阴阳互相包含又都在不断互相转化，形成了矛盾的统一体，在冲突和谐中产生出新的社会前进的动力。

保证社会和谐健康的关键就是纠纷的解决,如果纠纷不能得到妥善解决,社会的冲突积累到一定程度就会影响和谐,严重时会危及社会稳定和政权合法性。然而过于重视稳定,打击一切冲突,也是不符合社会发展规律的,冲突必然被抑制,没有矛盾就没有物质的运动,社会也就失去了进步的动力。而冲突无法消除,压制之后,在某一个时间必然会以更激烈的形式暴发出来,危害社会。

当今社会的冲突是不可避免的。因为现代社会是一个分工细化的分工合作社会,随之而来的是利益分化,存在着多种社会利益群体。各种利益群体间形成多种社会关系,包括人际关系、群体关系、阶层关系等,都在动态地变化与演进着。在各种错综复杂的社会关系的变化与演进中,每一方都在要求自己的权利、履行自己的义务,权利与义务也随社会关系的变化而不断变化。权利义务既不断被遵守,也不断在变化中被突破,因此不同个体或群体间必然会产生利益的冲突,于是产生了各种纠纷。因此,现代社会在不停地产生纠纷,也在不断解决纠纷。一个健康、和谐的社会不在于纠纷的多少,也不可能避免纠纷,而在于能否快速、合理地解决纠纷,恢复和谐状态。

因此,和谐健康的社会,必然是有冲突和矛盾的,冲突必然被良好的解纷机制引导和规范着,处于适度的状态,产生新的良好的社会关系,推动社会生产力和生产方式的进步。

根据范愉在《纠纷解决的理论与实践》中的论述,本书将作为一门新兴的综合学科的纠纷解决学的特点归纳如下。

第一,多学科交叉。纠纷解决学是一门多学科综合的交叉学科。它使用了不同社会科学的研究方法,从不同视角来分析纠纷解决的问题,如法学、心理学、人类学等,具体专业领域的纠纷还需要该专业的学科知识,如医疗纠纷的解决需要卫生专业知识。纠纷解决应用各学科的方法(主要是实证研究和理论研究两类)来构建学科知识。

第二,实务指向与建设性。纠纷解决学是一门注重社会应用的学科,它的研究成果应直接服务于纠纷解决机制的建构和完善。此外,纠纷解决学的知识也更多地来源于纠纷解决的实践而非理论。

第三,价值多元化。纠纷解决机制可以通过司法途径也可以使用非诉讼方式在社会共同体内加以解决。纠纷更应该以法律为中心解决还是更应该通过当事人的自治和市民社会的解纷组织得以解决呢?应该把非诉讼方式当做社会治理模式改革的趋势,还是认为非诉讼机制只是依附于司法中心主义的辅助方法呢?应该认为正义是可以确定的、单一的,还是认为正义是主观和多元的?基于不同的文化和法学理念对此可以有不同的解读,因此形成了纠纷解决学的不同价值导向。

第四,普遍性和特殊性的结合。纠纷解决学是社会纠纷发展规律和解决规律的共同知识,然而在不同领域的纠纷又有不同行业性质和其不可忽视的特殊性。

三、非诉讼解决机制在医疗纠纷中的适用性

非诉讼解决机制出现的背景是法律中心主义的左支右绌，在解决社会纠纷和维护社会稳定上力不从心。我国作为一个司法能动型国家，信奉政府行政权建设社会的有效性和正确性。行政机构和法律作为政府意志的延伸具有不可撼动的权威，垄断了社会问题的解决权，而社会自治和分散化治理被忽视。

近代以来，中国驶入了追逐现代化的轨道，从文化共同体逐渐转型为现代民族国家[3]。而现代化概念本身来源于西方文化，于是西方的现代性话语"变成了一个判断好坏、可欲与否的意识形态化的标准，一种意向性的概念……一种似乎是先验的必然"[3]。于是，我们从封建时代的厚古薄今，变成了"厚西薄中"。在法律实践中，表现为法律中心主义，以"大陆法系"的理论来分析中国本土事实。

法律中心主义与中国本身的行政权主导的特色结合在一起：一方面主张正义的单一性，主张将纠纷的解决统统归于司法途径；另一方面具有教条主义倾向，主张理论和法条的逻辑性、正确性而忽视对本土社情和法律实践的总结。

然而在社会转型期，社会群体事件连续浮现，已经发出了对司法能动型国家和法律中心主义的质疑信号。司法的解纷能力不足以解决众多的社会纠纷。这时，人们开始关注非诉讼解决机制。

非诉讼解决机制本身是一个开放性的概念，为了满足纠纷解决的需要，各国赋予了非诉讼解决机制不同的具体内容，但非诉讼解决机制仍以仲裁与调解为基本类型。

1. 非诉讼解决机制的经典特性

以下是非诉讼解决机制的经典特性，然而由于非诉讼解决机制本身的灵活性和可塑性，现实中的非诉讼解决机制会根据需要而设计，不一定符合本书所列特点。

(1) 自愿。非诉讼解决机制程序和形式是出于双方自愿协商而定的，不欺负弱者、不附和强者，也不胡乱"和稀泥"。除具有判决特点的仲裁外，其他方式基本能保证"双赢"局面。

(2) 保密。双方在非诉讼解决机制解纷方式中的所说所做是保密的，并不像民事诉讼大多公开操作，有利于保护双方的隐私与和睦的关系。

(3) 和谐。非诉讼解决机制实质是双方达成新协议，以维持和发展双方关系，而诉讼则往往容易破坏和谐，双方以后难以共处。

(4) 简便。非诉讼解决机制程序非常灵活而简洁，由当事人掌握节奏，一般花费时间较短。

(5) 多样性和可塑性。非诉讼解决机制有若干种具体方法，彼此之间没有严

格界限，可以复合运用，而且也可以与诉讼结合使用以提高诉讼效率，降低诉讼成本。非诉讼虽然以协商、调解、仲裁为三个基本形态，但其本身是一个流动性、开放性的概念，可以有各种混合和创新。

（6）判断依据的灵活实用。非诉讼解决机制放弃了法律条文推理判定的方式，更多地使用了常理推断和法理学的公平、诚信等道德准则。无须严格适用实体法规定，在法律基本原则框架内，可以有较大的灵活运用空间。

（7）平等交流充分说理。非诉讼解决机制采用的充分说理能使最终的结果更加正义和具有可接受性。

采用诉讼方式的目的是要赢得法官和司法程序，利用法律规则而获得博弈优势。而非诉讼解决机制采用的是说服平等的对方当事人和第三方，放弃了"谁更会用法条支持自己，谁能占上风"的力量博弈，更重视充分的说理和谈判，以彰显实质正义。这个过程中，所有介入者的观点都会逐渐改变，最后达成一个比较统一的结果。这个结果，更具有可接受性，因此非诉讼解决机制的解决更为彻底。

（8）成本低。非诉讼解决机制的另一个明显的特点就是低廉，无须交纳诉讼费，也不需要当事人花钱"拉关系"。当事人请求第三方处理纠纷的费用一般较低。如果是政府资助的机构，甚至会是免费的。

2. 非诉讼解决机制的分类

可以从多种角度研究非诉讼解决机制，每种研究角度都会带来不同的分类方式。

按照是否有第三方参与非诉讼解决机制，可以将非诉讼解决机制分为协商、调解、仲裁几个基本类型。这是非诉讼解决机制最常用的基本分类。

按照介入方的性质，可以分为法院附设非诉讼解决机制、行政和准行政非诉讼解决机制、社会团体非诉讼解决机制、营利性非诉讼解决机制、临时非诉讼解决机制。其中劳动仲裁委员会作为附属于政府的实体机构是准行政非诉讼解决机制，而律师作为介入方的非诉讼解决机制属于营利性非诉讼解决机制，临时非诉讼解决机制是指双方自发而非依循机制地邀请社区权威人士或机构介入调停的非诉讼解决机制。

按照介入方发挥的作用不同可以将非诉讼解决机制分为合意型、评价型和审判型三种类型。在合意型非诉讼解决机制中，介入方的作用是促使双方互相倾听和说理，促进合意形成，介入方只是一个沟通平台，起到牵线搭桥及维护和平的谈判环境的作用。评价型非诉讼解决机制的介入方除牵线搭桥外，还对双方的行为和事实进行评价，给出参考性的判断和意见，提供可供选择的解决方案，而决定权依然在于双方合意。审判型非诉讼解决机制，如仲裁，就可以由第三方在适当的时候直接决定最终的纠纷解决方案，纠纷当事双方必须服从。

在使用非诉讼解决机制的过程中也有两种价值导向：一种是被称为"同向"，即尽量满足对司法途径的期待，使结果更靠近司法审判；另一种则是"异向"，不寻求与诉讼的类似，而作为独立的解纷方式，寻求具体的正义和纠纷的平息。一般来说，律师作为中介方的非诉讼解决机制更有可能接近司法审判的结果，因此是同向的非诉讼解决机制。而谈判协商更可能按照双方意愿和人情道理，因此更接近异向非诉讼解决机制。

3. 非诉讼解决机制在医疗纠纷中的适用性

医疗行为的特殊性决定了非诉讼解决机制比诉讼方式更适合医疗纠纷的解决。

第一，医疗技术的局限性。现代医学对人体机能的了解还比较有限，对很多疾病的治疗技术也处于初级阶段，医学技术对很多疾病还不能有效治疗。因此，医疗服务结果是否令当事人满意本身就难以保证。

第二，医生的技术水平差异。不同级别医院的医生有不同的技术水平。如果医生已经尽了善良管理人的注意义务，其操作符合医疗、护理规范，依然还不能阻挡病情发展甚至出现医疗损害，这时医生是没有过失的。

第三，个体差异客观存在。每个个体对疾病的反应、对药物的反应，以及人体的生理反应机制都会有某些细微的差别。因此，一个通用的治疗方案对不同患者的治疗效果是不一样的。这种差别往往是无法预知的，会导致医生判断失误和无法及时作出正确反应。即便诊断明确、治疗及时，有些患者依旧不能得到预期效果。在某些关键时刻，如果出现了机体无法预知的特殊反应使医生无法及时判断和处理就会导致医疗意外的出现。

以上三点医疗的特殊性导致很多医疗纠纷的出现并没有明显的过错，如果有过错也需要医学专业才能鉴别。一个医疗损害可能是由医院的医疗质量管理不完善，或医疗工作者技术有限，或医疗工作者未尽注意义务，或病人个体特殊性，或医疗技术发展水平的限制，或疾病发展的自然转归等众多因素共同作用的。

也正因医疗行为的复杂性和难以预见的特点，医疗损害诉讼的判决需要大量依赖专业知识。医疗损害的侵权诉讼关键在于明晰事实和责任，这两者都需要运用医学专业知识来判断。例如，医疗损害的被告方医院承担举证责任，所列举的证据一般是病历和鉴定文书。这两者都是医疗事实的记录和评估，都属于医学专业知识的范畴，都需要法院委托司法鉴定或医疗事故技术鉴定部门，由鉴定专家运用医疗专业知识来判断医疗事实。因此，相比法律知识，医疗损害诉讼更依赖医学专业知识。

法官的工作是利用自由裁量权决定采信哪个证据和决定采用何种法律依据。并且对于判决结果应依据《最高人民法院关于审理人身损害赔偿案件适用法律若干问题的解释》还是《医疗事故处理条例》，也依靠自由裁量而无严格条文规定。

既然医疗损害的诉讼更多取决于医学知识而非法律知识，法官的自由意志而非法条规定，那么非诉讼解决机制也可以通过医学专家的介入，并通过第三方合情合理合法的评价更加柔性地处理医疗纠纷。非诉讼解决机制可以使用医疗事故技术鉴定等医学专业证据，也可以引法条作为归责依据，还可以将常识和社会规范作为归责依据，通过充分的谈判沟通达成有效解决。

因此，医疗行为的专业性、复杂性，难以预见的特点及法官所需大量自由裁量空间都说明非诉讼解决机制比诉讼方式更适合医疗纠纷的解决。

此外，医疗卫生体制改革正在进行中，医院管理体制还会经历较大的变化。这样一个转型和改革的背景增加了医疗纠纷的复杂性和变数，而正式、严肃的司法途径必然是变化缓慢的，无法适应社会转型期医疗纠纷的处理需要。因此，从社会转型期医疗改革的背景来看，也是非诉讼方式更加合适医疗纠纷的解决。

四、非诉讼解决机制所代表的社会治理价值

纠纷解决理论中主要的解决纠纷方式是非诉讼方式。纠纷解决理论与非诉讼方式是在同一时期出现的两个理论。

非诉讼方式作为一种社会现象、一种纠纷的解决方式在历史上一直存在着。然而，只有到了现代才将非诉讼方式正式总结为一种受到国家认可和规范的正式机制，系统化为一种解纷机制，也是一种受推崇的社会治理理念。到目前为止，医疗纠纷中所存在的非诉讼方式大都是自发状态的个体的偶然的行为，仅仅是存在着的偶发的现象，还不是本书所提倡的作为社会治理理念的非诉讼机制。作为治理和解纷理念的非诉讼，是指社会应主动地建设常规和稳定的非诉讼解决机制，尊重社会成员自我管理和解决纠纷的需求和愿望。在鼓励非诉讼解决机制的社会里，社会治理既尊重国家权力和法律的权威，也尊重社会自治的权利和有效性。各种非诉讼方式之间以及非诉讼与诉讼方式之间应该是互相衔接的，组成一个有机的解纷机制，是稳定、必然、规范、强健、协调的，而不是散乱、自发、偶然、凌乱、脆弱、互不协调的。

在社会转型期，物质生产和分配日益复杂，社会利益诉求多元化，并导致了文化观念的多元化。在这样一个日趋复杂、丰富和多元化的社会里，不能期待单一的司法途径和成文法完美地解决所有社会纠纷。我们应该迎接与社会发展相适应的多元化的、更具有包容性的社会治理模式，而非诉讼解决机制则集中体现了这样一种新生的社会治理价值理念。

第三节 医患双方的法律关系

医患关系是20世纪90年代开始推行医疗卫生体制改革后出现的新的社会课题。在医疗卫生体制改革发生之前，市场经济初步建立，社会转型还不如今天这

么剧烈，医疗行业刚开始发展，因此当时还较少有医疗纠纷发生，即使发生也未引起社会广泛关注，医患关系也没有明显紧张。因此，医疗纠纷成为一个社会普遍关注问题是医改之后，是社会发展和医疗服务行业发展必然带来的新问题。由于医疗纠纷凸显为引人注意的社会问题和行业问题，医患关系也随之成为法律和卫生行业中的一个重要课题。

医患双方在这里是狭义的称谓，仅指医务人员（主要是医生）与患者之间的关系。法律关系是法律所规范的特殊社会关系，主要是指人们由于互相关联的权利和义务而形成的人际关系规范。在医疗服务中医患双方的法律关系的内容主要就是双方各自的权利和义务，双方都必须尊重他人的权利和履行自己的义务。医患双方的权利都是神圣的，义务仅是保护他人权利的手段。只有尊重和保护权利并且履行义务，才能受到道德和法律的保护，维护共赢的和谐的医患关系。

此处讨论医患双方的法律关系的前提是承认双方法律关系是在民法的范畴内，是法律上平等的民事主体。因此，医患双方的权利总括来看，就是指民法中的人格权，其中包括生命权、身体权、健康权、人身自由权、隐私权、名誉权、姓名权、肖像权等。当然，在医患法律关系中，有关于它们在医疗服务中的具体内涵的界定。以下对医患权利义务的阐述是出于理论的应然分析，某些可能尚未在我国的法律中加以明确。

一、患者的权利与义务

上文提到医疗服务具有代理性和公益性，但是这并不意味着在特殊的医疗服务中患者应该让渡某些民事权利，患者拥有普遍的人身权利。

第一，患者首先享有生命权和健康权（《中华人民共和国民法通则》第八十九条），人的生命安全神圣而必须得到维护，每个人都有维护和增进身心健康的权利。由此延伸出患者的受治疗的权利，在执业范围内医方不能拒绝治疗病人；也延伸出患者的身体权利必须得到保护，除医疗必需外，医方不能损害患者的身体。

第二，患者有医疗自主权，可以自愿选择医院与医生。

第三，患者有隐私权，医生必须尊重患者的人格尊严和隐私，个人信息与病情记录必须保密。

第四，患者的名誉权与肖像权，医生不得将患者作为宣传案例或将其肖像作为宣传工具，除非征得患者同意。

第五，患者有知情同意权，包括两部分：知情权是指患者有权知道自己的诊疗信息，治疗方案和病情（除非医生为保护病人利益而隐瞒），也包括患者有权知道自己的医疗费用详情；同意权是指患者有权决定是否采取某种治疗措施。

这些是患者主要的权利，虽然当前对患者权利的呼吁并不少见，然而由于医疗服务行业的历史与现实，很多医生依然自恃拥有专业优势而将医患关系视为是"施与受"的关系，一种高高在上的态度。他们没有意识到患者的权利是神圣的，更不用说真正将医疗服务业看做是"提供服务"的服务行业了。因此，现实中医生更需要出于内心地敬畏和尊重患者权利而去保护患者权利、履行自己的义务；不仅仅是为了避免自己不受惩罚、避免出现医疗纠纷而约束自己在医疗服务中的行为。

另外，患者在医疗中也必须履行义务。可以认为，患者有以下义务。

第一，配合治疗的义务，患者必须积极配合医生的治疗，必须严格按照医嘱为或不为某些行为，如进行检查、治疗、服药和保持特定生活习惯等。

第二，信息披露的义务，必须提供与医疗有关的个人信息。

第三，必须尊重医生的人格和工作，不得扰乱正常医疗秩序。

第四，患者也应该主动了解与疾病相关的医学知识，以更好地配合和理解医疗服务。这一条可以称为患者的不真正义务。

第五，患者有缴纳医疗服务费用的义务，除非有其他法律规定。

当然，还必须遵守其他相关的法律法规。当前对患者的义务重视较少，而在医疗纠纷发生后往往是因为患者没有履行对医生和医院的尊重义务才导致医疗纠纷激化。因此，从本研究调查的经验来看，我们可以大概如此判断：医疗纠纷发生的原因在于医生没有尊重病人权利，在医疗质量和服务上有可指责之处；医疗纠纷发生后激化、扩大化，甚至变成暴力博弈的原因在于患方不尊重医院和医护人员的权利，使纠纷无法被现实社会的解纷机制消化。这两种对权利的不尊重可以说是医疗纠纷的直接原因，而医疗纠纷的更本质的原因可能在于医院管理制度、医疗保障制度和医生的道德。当然，本研究的研究重点不在于医疗纠纷发生前的原因，而在于发生后的解决。

二、医生的权利与义务

医生在医疗服务中的权利主要有以下三点。

第一，医生的治疗权。医生有权不受干扰地进行医疗救治。

第二，紧急治疗权。在病情突变或异常紧急时，患者无法自己决定或没有时间向患者解释的紧急情况下，医生可以出于患者利益的考虑主动地采取措施治疗病人；患者的同意权与医生的紧急治疗权是一对矛盾，它们的应用条件在于患者病情的紧急与否。在非紧急情况下，医生应该在病人知情的基础上由患者自主决定采取何种治疗方案；而在紧急情况下，如果依然遵循知情同意权会贻误医疗时机对病人健康造成不可挽回的损害时，则应该尊重医生的紧急治疗权。

第三，医生有权维护民法赋予自己的所有人格权利，包括人身安全和正常工作的权利。《执业医师法》第二十一条规定医生"在执业过程中，人格尊严、人身安全不受侵犯"。

《执业医师法》对医生的义务作了详细的规定，结合其他文献认为医生在医疗服务中的义务主要有以下五点。

第一，善良管理人的注意义务，即须尽力治疗病人，首先必须遵守法律法规、技术操作规范；

第二，解释说明的义务，以病人易于理解的方式告知并说明病人病情与治疗方案，包括治疗方案的执行条件、可能的效果、不良反应与可能的并发症、治疗时程与费用等。但在提供病情信息时应注意避免对病人产生不利后果。

第三，对病人进行健康教育的义务，医生必须对病人进行健康教育，使其了解如何自我保护与增进健康。

第四，尊重病人自主选择的义务，在提供给病人病情与治疗方案的信息后，应该由病人作出选择，医生要尊重病人的选择。

第五，保护病人隐私的义务。

以上这些医生义务中有几条是与病人的权利相对应的。

三、医患关系是以患者为中心的关系

义务是为了保障权利。医生履行义务的目的是保障患者的生命健康权；同时，患者必须尽到自己的义务才能使医生享有医疗过程中的权利，而医患关系中医生所享有的权利，如不受干扰地进行医疗行为，也是为了患者的权利——生命健康。因此，医患双方的义务和权利最终目的都指向患者的健康。因此，医患关系是以病人为中心的，一切都是为了病人的健康。

正是因为医患关系的最终落脚点在病人的健康，所以医事法学学术界的传统是强调病人的权利和医生对病人的义务，而较少关注病人对医生的义务和医生在医疗工作中的权利。然而我们今天面临的医患关系紧张与医疗纠纷中众多的暴力博弈不得不让我们更加关注患者的义务和医生的权利。缺少了任何一方对权利和义务的尊重和履行，医患之间的法律关系都会被力量的强弱对比而非公正的法律与道德控制。

四、医患关系是高尚的社会关系

由医患双方的权利义务的分析可以看出，医患关系的本质是在尊重医生、患方的基本人权和医务工作的基础上，以病人健康为共同目标的平等、密切协作的民事关系。从法律角度而言，医患关系的法律实质是平等主体的法律关系，当然其中由于医疗专业的缘故具有代理性和公益性，所以更加需要医患双方互相的支持和理解。从道德角度而言，由于人体的神圣和精密，医患关系不应仅仅遵循法律的规定，而应以道德与生命价值为规范。

　　出于对生命的敬畏和对道德的信仰更容易理解和遵行医患双方的权利与义务。医生应该努力去减少专业壁垒，向病人解释病情与治疗方法、传递医学知识，以便互相更好地合作；病人应该努力去理解医疗知识，以便更好地配合医疗工作，而不是凭借常识揣测治疗过程和治疗结果，在尚不能理解自身病情发展和医疗方案时，应该充分信任医生会作出最好的选择；医生也应该以职业道德为准则，而不是以法律为准则，维护病人的身心健康。

　　因此，理论上而言，医患关系应该是一种高尚的社会关系。将理论中的医患关系与现实中的对比，我们需要深思当前医患关系的成因。

　　医患关系的破坏，不仅仅是平等民事主体权利与义务的破坏，也是医患之间委托代理关系的破坏。因为医患关系不仅是平等的医疗服务买卖双方的关系，也是委托代理关系。由于医学专业壁垒，患者在购买医疗服务时必须听从医生的指导——医嘱，而服从医嘱也是病人的义务之一。因此，患者是医疗服务购买的委托人，而医生是代理人。简单来说，医患矛盾也可以描述为失职的代理人与多疑的委托人的矛盾。

　　当然，社会现象的成因总是非常多样的。医患关系的紧张是由于制度不健全，道德与文化的缺失还是教育与技术的欠发达？这是需要大家深思和探讨的问题。

参 考 文 献

[1]　陈轶群，于铁林，郭淑仙. 有医生执业资格也可成为非法行医罪主体 http：//www.chinacourt.org/public/detail.php? id=103197 [2011-03-20].

[2]　范愉. 非诉讼纠纷解决机制研究. 北京：中国人民大学出版社，2001.

[3]　苏力. 送法下乡——中国基层司法制度研究. 北京：中国政法大学出版社，2000.

第三章 国内外医疗纠纷及其解决机制的比较研究

第一节 我国医疗纠纷现状概况及评价

一、我国医疗纠纷现状概况

在现今社会中，大众法律意识逐渐增强，患者及其家属对于保护自己在医疗活动中的权益意识不断提高，而医务人员缺乏对于自身工作高风险性、高难度性、高技术性的正确认识，加之媒体夸张误导等，导致医患关系日趋紧张，医疗纠纷数量逐年增加，处理的难度也是日益增大。如何解决医疗纠纷问题已迫在眉睫，探讨医疗纠纷的相关内容已然成为社会不容忽视的热点之一。

由于我国地缘辽阔，发展不均衡，所以发生的医疗纠纷情况也各有不同，但总体归纳起来，主要表现在以下四个方面。

1. 医疗纠纷数量快速增长，社会效应增大

随着社会发展，文化、物质生活提高，民众维权意识加强，当患者在医疗机构治疗过程中认为自己权益受到侵犯时，已不再会像以往那样"吃哑巴亏"，而是会想方设法维护自己的权益，使得医疗纠纷数量快速翻倍增长。经中国医院协会调查，据全国省级卫生行政部门不完全统计：2002 年，全国发生严重扰乱医疗秩序事件 5093 起，医院财产损失 6709 万元；2006 年 1～10 月，此类事件增加到 9831 起，医院财产损失达 20 467 万元。另据 2006 年广东省公立医院发展现状及对策的研究显示，2003～2005 年，医疗纠纷、医患冲突事件数量分别为 1102 件、1370 件、1709 件[1]。医疗纠纷数量快速增长的现状在本研究现场调研中也得到了印证，湖北省内对 110 例患者的调查研究表明，有 38.3% 的患者认为目前医疗纠纷发生的数量是呈上升趋势的。

与此同时，由于一些医疗机构害怕过多的医疗纠纷会导致其名誉受到不良影响，所以采取"花钱买平安"的方法解决医疗纠纷，公开处理的案件可能只是实际发生纠纷中的冰山一角。在某些纠纷案件中，患者因为高额赔款要求未得到满足，而反复向上级卫生行政部门上访投诉，或是向有关媒体、网络提供信息将事件升级，甚至采取极端行为聚众闹事、伤害医务人员，这对社会产生极大的负面影响。

2. 纠纷原因复杂，形式多样化

通过分析现阶段投诉的各类医疗纠纷案件可以发现，鉴定为医疗事故的情况相对于以往已经减少很多，目前医疗纠纷案件的主体是医疗机构存在过失但尚未构成医疗事故。以往的医疗纠纷多体现在技术失误或责任差错上，随着社会转型带来的社会变革，现在的医疗纠纷已扩展到与服务态度、药品价格、器械设施、医托诱骗、虚假广告、医疗救助、医疗帮困等内容相关的更宽泛的层面上[2]。纠纷的形式也逐渐多样化，除了协商解决、投诉上访、仲裁处理、法律诉讼等正常手段以外，还出现了医闹和违法伤害医务人员等妨碍社会治安稳定的不良现象，对社会产生极恶劣的影响，同时随着新闻媒体、网络的发展，社会舆论对医疗纠纷造成的压力使得纠纷进一步升级。

3. 医疗纠纷处理难度加大，索赔金额增加

据权威部门的一组调研资料显示，所调查的114家医院近3年平均每家发生医疗纠纷66起，发生打砸医院事件5.42起，打伤医师5人，单起医疗纠纷最高赔付金额92万元，平均每起医疗纠纷赔付金额10.8万元，某些通过民事诉讼解决的医疗纠纷赔偿案开出"天文数字"的赔偿金额，使医院背负着沉重的负担，越来越多的医务人员担心出医疗事故，精神负担日益加重[3]。近年来医疗纠纷涉及越来越多的社会治安问题，使得处理难度明显加大，多数患者不相信或不愿意接受医疗事故的鉴定结果，认为鉴定机关与医疗机构官官相护而将医院责任推卸得一干二净。再加上现阶段医疗卫生法律不健全、处理方式不规范，这就导致医疗纠纷处理的外环境十分紧张，以致医患双方对于纠纷的处理结局难以达成一致意见，关系激化。有些患者及其家属甚至不管纠纷责任在哪方，动不动就采用暴力方式解决问题，到医院聚众闹事、打砸医院、恶意侮辱、伤害、非法拘禁医务人员，给医院的医疗、工作秩序带来极大的影响，使得纠纷处理更加困难。

4. 采取诉讼方式解决纠纷的数量增加

北京市各基层法院受理的医疗纠纷诉讼案的数量在近年来约以每年30%的速度递增。以北京市海淀区人民法院为例，5年间案件的数量也增长了近10倍[4]。由于近年来鉴定为医疗事故的比例较小，患者通常不信任、不接受鉴定结果，采取行政途径获得赔偿机会小而且赔偿金额也不会很高。而通过法律途径解决即使结论不属于医疗事故，在社会舆论的压力下也可以得到一定赔偿，导致医疗纠纷诉讼案件日趋增多。

二、医疗纠纷形成原因分析

我国医疗纠纷之所以发展到上述这种严重的情形，有着多方面复杂的原因。本研究就引起医疗纠纷的原因分别对医务人员和患者进行了调查，调查结果显

示，患者认为排在前三位的原因是：医生服务态度差（占 34.6％），误诊误治（占 29.5％），医生过分检查、过分用药（占 16.3％）。而医务人员认为主要的原因是：国家相关法律制度不健全（占 27.7％），患者或家属无理取闹（占 21.5％），媒体不恰当的舆论导向（占 21.5％），误诊误治（占 18.6％）。

根据医疗纠纷发生过程中所涉及的各个因素，可以将形成纠纷的原因简单归纳为三方面因素：医方因素、患方因素和社会因素。

1. 医方因素

第一，医务人员医疗技术水平低下。一些医务人员忽视基础医疗教育，未在工作过程中继续学习深造，知识更新的周期比较长，这些医务人员的技术水平肯定是不达标的，他们会在医疗活动中发生较多的误诊、漏诊、下错处方或是其他违规操作，造成严重的技术性医疗事故。

第二，医务人员对自身工作性质认识不够。某些医务人员由于没有认识到医疗工作的高风险性、高难度性，对待工作的责任心不够，对工作粗心大意，未按照有关规定认真执行，甚至违反规定，对患者的健康安全构成严重威胁。例如，病历书写不规范、随意更改病历、开错处方、乱用昂贵药物、延误抢救、误诊、漏诊、擅离职守等，这些都会引发医患矛盾和医疗纠纷。

第三，医务人员没有建立正确的服务理念，个别医务人员医德医风较差。医疗机构作为一个特殊的服务行业有其一定的特殊性，到目前为止仍有很多医务人员尚未树立正确的服务理念，服务态度滞后，不重视患者的权益。仅仅将患者当做损害零件的机器，淡漠了人的整体性，缺乏为患者服务、同情爱护患者的基本素质，服务态度不好，语言生硬简单，不尊重患者的知情权、选择权等法定权利，"以病人为中心"的口号更多的只是停留在口头上。个别医务人员职业道德观念淡漠，在治疗过程中对患者的病情及预后情况没有及时与患者及其家属沟通，忽视沟通的作用或缺乏沟通的技巧，这会引起医患矛盾迅速激化。

第四，医务人员法律意识不强，违法获取额外利益。有少数医务人员受利益的驱使，去做超过自身医疗技术水平的医疗活动。有些医疗机构强制性地发展新技术、新业务，违反纪律非法收取红包，与药商勾结从中获得大额回扣，使得医院形象受到严重破坏，也极大地降低了患者对医疗机构的信任度，增加了社会不满程度。

第五，医疗资源配置不合理。目前许多医疗机构还存在医疗资源配置不合理的情况，给患者增加了额外的经济负担和诊断风险，这也是产生医疗纠纷的主要原因之一。例如，在某些县级医院配置了高端的医疗设备，但并未相应配备高端的医疗人才，导致患者在进行检查后并不能得到确切的诊断，仍旧需要转诊治疗。由于检查的时效性，先前检查结果无法采用，这就会给患者造成额外的经济负担，容易引起医患矛盾。再者，即使是一个医术高超的主任医师，每天给他分配超额度的工作量，长此以往，也难免出现误诊的情况，医疗纠纷在所难免。

第六，医疗质量管理不够健全。医疗质量是评价医院整体水平的最重要标准，但是很多医疗机构长期只是重视硬件环境设备的发展，而忽视对医疗质量的管理。有些医疗机构缺少对医疗技术行为标准的相关规定，使得医务人员无章可循，从而导致医疗质量不过关，出现技术性的失误。

2. 患方因素

第一，患者维权意识大幅度提高。与医务人员相比，民众的维权意识普遍提高，通过法律手段来维护自己的权益已经成为很多人的选择。医疗服务虽然有其特殊性，但是它也是服务的一种。在医疗活动中，若患者认为自己应有的权利被侵犯。例如，发现医疗费用与医疗结果不一致、收取不合理检查费用或是医方在治疗中出现偏差等情况，患者就会通过投诉、上访、民事诉讼等一系列方式维护权益。

第二，患者对医院的期望值过高。某些患者因基本医疗知识匮乏，对医疗工作的高风险性、高难度性、高技术性认识不足。很多患者认为只要进了大医院、花了很多费用后，无论什么病都能够治好、无论什么疾病一定能够得到控制，不能出任何差错，否则就得赔偿损失，对医疗机构的期望过高使得患者在得知疾病无法控制或者没有较好的治疗方案时易采取一些过激行为。

第三，患者对公立医院性质认识有偏差，个别患者法律、公德意识薄弱。许多患者认为公立医院属于福利性机构，应该不计成本地为患者服务，在实际情况落差较大的情形下易产生不良情绪，再加上部分患者及其家属公民法律意识和社会公德意识薄弱，希望以聚众闹事的手段对院方施加压力而达到减免医疗费用的目的，在惯性思维驱动下易导致纠纷的出现。

3. 环境因素

第一，社会舆论压力，媒体夸张误导。随着网络、媒体等新闻技术的迅速发展，越来越多的患者处理医疗纠纷时希望通过媒体来解决。社会公众往往会出于同情弱者的天性而同情处于弱势地位的患者，忽视医疗机构的合法权益。同时有些记者在不具备医学常识，对医院工作的特殊性缺乏了解的情况下，站在自己的立场观点对纠纷进行片面偏执的报道。更有甚者为了追求卖点而扭曲事实真相，导致许多人对医疗机构发生误解，引起广泛不良影响，使得民众对医疗机构的不满升级，对纠纷的出现起到推波助澜的作用。

第二，社会整体变革导致医患关系紧张。社会整体变革是医患关系紧张的另一诱因。譬如，鉴于医保制度的改革，患者自费部分的增加，而随着社会经济体制改革又有部分职工下岗。换句话说，社会整体变革使得很多患者经济收入减少，而医药费用却在增加，这自然加剧患者的经济压力，进而加剧了医患关系的恶化，酿成了越来越多的医疗纠纷[5]。

第三，相关卫生法律制度不健全。2002 年制定的《医疗事故处理条例》已经不再适应当前的形势，相关法律所存在的漏洞使得医疗纠纷的解决更加困难。医疗事故的鉴定工作存在一些不公正的地方，导致许多患者不接受结果而使纠纷升级化。

第四，缺乏有效的纠纷解决方式。近年来医疗纠纷发生的数量越来越多，但仍没有一套完整的纠纷解决体制。许多纠纷一拖再拖，积压成山，患者的不满情绪不能及时疏导、平息，矛盾越积越深。纠纷解决机制的不规范，使得医疗机构和患者均无从选择，无法正确采取措施解决矛盾，这也是纠纷难以解决的重要原因之一，也是本研究的价值所在。

第二节　我国医疗纠纷解决机制的总体现状及评价

当前我国医疗纠纷的解决机制主要是参照 2002 年 2 月 20 日国务院颁布的《医疗事故处理条例》。该条例指出医疗事故的解决主要有三条途径：医疗事故争议可由双方当事人自行协商解决；向卫生行政部门提出医疗事故争议处理申请；由人民法院调解或者判决解决。也就是所谓的"协商、调解、诉讼"。

一、医疗纠纷解决机制应用概况

根据本研究现场调查的结果，我们发现医疗纠纷的解决情况如下。在被调查的 14 家医院中，年医疗纠纷数目最多为 99 例，最少为 5 例，平均 28 例。观察医院 1 年内医疗纠纷解纷方式的使用情况，医院平均每年通过协商解决的案例数为 26.75 例，成功数为 19.3 例；通过行政调节解决的案例数为 2.6 例，成功数为 1.3 例；通过诉讼解决的案例数为 6.67 例，成功数为 2.4 例（表 3-1）。

表 3-1　医疗纠纷解决方式使用与成功情况

方式	使用数/例	使用率/%	成功数/例	成功率/%
协商	26.75	74.3	19.3	72.15
行政调解	2.6	7.2	1.3	50.0
诉讼（一审）	6.67	18.5	2.4	35.98
合计	36.02	100%	23	

某种解纷方式使用案例数占所有解纷方式使用案例数总和的比重为该种解纷方式的使用率。因为有些纠纷案例使用过几种解纷方法，比如既使用过协商，到后来协商不成，又使用了行政调解或诉讼，所以解纷方式使用案例数总和超过实际的纠纷案例数。

从表 3-1 可以看出，在各种解纷方式中，协商的使用率最高，达 74.3%；诉讼的使用率为 18.5%；行政调解的使用率最低，只有 7.2%。将最后通过协商解决了的案例数与使用过协商的案例数比较得出协商成功率。协商的成功率为72.15％；同样的，行政调解的成功率为50.0％；一审的解纷成功率是35.98％。

由此可见，协商是目前使用率最高，也是成功率最高的解纷方式；而行政调解的使用率最低，说明医患双方最不可能选择行政调解来解决纠纷；诉讼的成功率最低，说明诉讼的解纷效果较差，它的解决医疗纠纷的能力值得怀疑。

对湖北、广东两省14家医院的医务人员的调查结果显示，有7家医院认为最佳的解纷方式依然是诉讼，其次有3家医院认为是协商，只有1家医院认为是行政调解。患者调查结果显示，67.7％的患者认为诉讼是公平的。可见，尽管协商的使用率和解纷成功率都是最高的，但在公众信誉方面协商却不如诉讼公信力高。这可能是因为诉讼有国家强制力和严格程序保证的规范性和公正性，形成了公众对它的信任。这提醒我们要加强对非诉讼解决机制的规范和建设，提高协商等非诉讼解决机制在人们心中的公正形象。

从三大解纷方式的耗时来看，协商平均耗时5.86天，行政调解平均耗时15天，诉讼平均耗时273.5天。虽然诉讼最为人所认同，但它耗时最长。

二、医疗纠纷协商解决机制

协商以其方便、快捷的优点成为当前医疗纠纷主要的解决机制。根据成都市武侯区医疗调研报告：91％的医疗纠纷通过协商解决，65.9％的患者发生医疗纠纷后通常采用与医院协商解决，76.2％的医院认为医疗纠纷发生后患者最经常采用的解决方式是找医院协商[6]。这在本研究对相关医院的调查中也得到了证实。排除患者对《条例》不熟悉，不知道医疗纠纷可以调解和诉讼外，大多数医院和患者之所以会选择协商与协商的优点是密不可分的。

1. 协商解决机制的优点

协商最大的优点在于程序简单、效率较高。与调解及诉讼相比，协商不需要复杂的程序，只要医院与患者就争执的问题进行磋商达成协议即可，所以更加快捷高效。从患者角度出发，既然医疗损害已成事实，再去耗费大量的时间和精力去打官司也没有必要，所以很多患者愿意获得更多的经济赔偿。从医院角度来说，息事宁人是医院在解决医疗纠纷时的出发点和落脚点。名誉对医院来说非常重要，可以想象如果一个老发生医疗纠纷的医院，谁还会去就诊？协商由于只是患方和医院之间的对话、协调，所以能将事件的影响控制在一个比较小的范围内。而在诉讼过程中患者和医院对簿公堂、审判公开，不管最后是否由医院承担责任，名誉的损失已是不可挽回了[7]。此外，由于协商的结果是双方当事人自愿达成的，双方的较量达成了平衡，所以违反协议的情况也较少发生。因此，协商对于医疗纠纷尤其是争议不严重的医疗纠纷的解决有很大的帮助。

2. 协商解决机制的不足之处

除了以上的种种优点外，协商还存在一些缺点。首先，在协商的过程中，医患双方的地位是不平等的。在医学诊疗过程中，医患掌握医学知识的信息量不同、医疗过程的复杂性和高风险性、医患之间的利益冲突、医生不愿意披露信息、隐瞒不当医疗行为等种种因素造成医患双方医疗信息的不对称[8]。在这种情况下，患方处于协商的不利地位。但是协商地位的不平等是可以相互转换的，当医方因为自己的过错导致患方实体或者权利严重受到侵害的时候，为了维护医院的声誉，避免对医院的形象遭到负面影响，患方就会处于有利的协商地位，但是这种有利的地位是以患方损害的代价得到的。

对于协商解决机制的公平性各方观点不一。有人认为协商是双方博弈后达成的结果，医方凭经验，患方凭直觉，无所谓不公平。有人认为协商的结果增加了医方的成本，医闹所带来的结果使医疗机构不堪其扰，面对患方的无理要求，医疗机构往往只能采取破财消灾、花钱了事、速战速决的办法，最后迫不得已作出让步的决定。也有人认为患方不仅缺乏医疗、法律方面的知识，多数也比较缺乏社会关系，面对强大的医疗机构，很多患方并没有得到自己应得的赔偿。

三、卫生行政调解解决机制

卫生行政调解解决机制是《医疗事故处理条例》中明确规定的医疗纠纷解决机制之一。但是在现实中的运用较少，小医疗纠纷协商解决，大医疗纠纷诉讼解决，所以行政调解并没有完全发挥作用，很少有医疗纠纷经过卫生行政调解终结。

1. 卫生行政调解的现状

卫生行政管理部门介入医疗纠纷的方式有三种：院方报告、患者投诉、主动介入影响较大的医疗纠纷，其中患者投诉的比例较大。在实际的操作过程当中，严格按《医疗事故处理条例》规定在鉴定后作行政处理，然后由卫生行政管理部门主导得出处理结果，再签订调解书，这样的行政调解很少运用。对于不需要医疗事故技术鉴定的医疗纠纷，现实的做法是卫生行政部门主张由双方自行协商解决，过程中受理双方投诉、听取双方意见但不干涉双方协商。

根据《医疗事故处理条例》，卫生行政部门应当自收到医疗事故争议处理申请之日起 10 日内进行审查并作出是否受理的决定，对不符合本条例规定的可以不予受理。因此很多不在该条例规定中的医疗纠纷，卫生行政管理部门并不介入。因此，卫生行政管理部门在医疗纠纷调解中的地位很尴尬，作用也比较有限。

2. 对卫生行政调解的评价

医疗纠纷发生后，患方大多不愿选择向卫生行政部门求助，这是因为卫生行政部门是医疗机构的管理者，而并不是独立的第三方。所以卫生行政调解的主要问题是信任度不高，老百姓对于卫生行政部门在医疗纠纷的处理过程中能否保持公正、公平的立场持很大的怀疑态度。

另外，卫生行政部门也不愿意参与医疗纠纷的调解。法律法规文件并没有规定要做的就不去做，多一事不如少一事，缺乏服务观念和主动服务的精神。另外，卫生行政部门习惯于管制，认为调解就是给一个结果，很少将自己处于中立和调停人的角度，而是家长式的管理者角度。

此外，由于医疗事故可能招致行政处罚及各种不利后果，发生医疗纠纷的医院一般也不愿意由卫生行政部门出面调解。而调解必须是建立在双方自愿的基础之上，只要有一方不同意，就不可能请求卫生行政部门的调解[9]。应该说行政调解是有其重要性的，在双方无法达成一致意见时卫生行政部门应该出面调解，但是基于上述的种种原因，卫生行政调解在现实中作用并不大。

四、医疗纠纷诉讼解决机制

1. 医疗纠纷诉讼解决机制的现状

随着人们法律意识的增强，向法院提起诉讼已经成为解决医疗纠纷尤其是重大医疗纠纷的重要途径。虽然我国的法制还不是十分健全，但是"法"在老百姓心目中有着很高的地位，在三种传统的医疗纠纷解决机制中，诉讼的公平性还是比较高的，而且与劳动纠纷不同，医疗纠纷只要按一般民事案件审查条件进行立案审查后就可以立案，因此医疗纠纷案件立案相对便捷。与此相对的是，不管是医院还是患者都不希望打官司，主要是因为因为诉讼程序复杂、耗时较长。而且如前面所述，考虑到医院的名誉问题，医院为了息事宁人，宁愿多赔点钱也不愿意与患者对簿公堂。

2. 医疗纠纷诉讼解决机制的缺陷

在《中华人民共和国侵权责任法》实施以前，传统的诉讼解决机制除了诉讼程序复杂、耗时长外，诉讼的双轨制以及鉴定的双轨制也给医疗纠纷的解决增加了许多成本。诉讼双轨制指的是法院在审理医患纠纷案例时在法律适用上比较混乱，有的案件适用于《中华人民共和国民法通则》及最高人民法院《关于审理人身损害赔偿案件适用法律若干问题的解释》，有的适用《医疗事故处理条例》。其根本原因在于最高人民法院关于"参照《条例》审理医患纠纷民事事件的通知"中关于"医疗事故以外的原因引起的其他医疗赔偿纠纷"这一观点没有明确的范围界定。而鉴定的双轨制是指医疗鉴定和司法鉴定。两者都具有事实认定的作用，都能作为证据。应该说医疗事故技术鉴定在专业技术上更可信任，司法鉴定更加重视法律上的因果关系而不是专业上的事实。但是医疗事故技术鉴定结论的证据效力不高，因为没有鉴定专家署名，也无专家出庭质证，所以作为一般证据的可信度就降低了。而司法鉴定和民法程序的对接更为融洽，有专家出庭质证。

此外，很多学者对举证倒置的合理性提出了质疑。在以医疗纠纷引发的侵权民事诉讼中适用《最高人民法院关于民事诉讼证据的若干规定》第四条第八项的规定：因医疗行为引起的侵权诉讼，由医疗机构就医疗行为与损害结果之间不存在因果关系及不存在医疗过错承担举证责任。这也就是通常所说的举证责任倒置的概念。而举证倒置是出于保护患者的弱势地位而产生的，但是在实际的运用过程当中，举证倒置会诱导医院给患者作许多不合理的检查，增加了患者就医的成本。

第三节　部分国家和地区医疗纠纷解决机制的现状及评价

患者和医疗机构之间发生医患纠纷是不可避免的，医疗纠纷一直是世界各国普遍存在的现象，很多国家的医疗纠纷数量也跟中国一样呈日益增长的趋势，因此各国都在致力于研究和开发适合本国实际的医疗纠纷解决机制。本节将以美国、德国、日本、中国台湾为代表，详细介绍这些的医疗纠纷解决机制，并对这些机制作分析与评价。

一、美国医疗纠纷解决机制

1. 美国医疗纠纷解决机制的现状

近年来美国医疗纠纷数量及赔偿数额不断增加。虽然美国医患纠纷较多，但由于法律相对健全，执业医生都投保了"医疗责任险"，所以发生医疗损害后都愿意循法解决。

对于纠纷的解决，在英国、美国、法国等国家特别是美国一般都采取非诉讼解决（ADR）机制，医疗纠纷也不例外。因此仲裁和调解是美国医疗纠纷主要的解决方式。有调查表明美国85％的医疗纠纷都是通过仲裁和调解的方式得以解决的[10]。在美国，法官一般不参加调解，而是把案件的调解工作交给调解协会来进行，调解协会的性质为非营利性团体，有的案件必须交付调解。调解过程中，先由双方当事人的代理人说明案件的概要和自己的主张，然后调解委员会适当地询问。在分别听取双方代理人对调解案件的意见后，经调解委员会协商，归纳调解方案并向当事人进行通知，要求当事人在一定期限内答复同意或反对[11]。

当调解或者仲裁失败后，当事人还可以通过法律途径来解决医疗纠纷。与我国的举证倒置不同，美国的法律规定原告，即患方负有举证的责任。在美国，法院受理的医疗纠纷案件有70％都是由陪审团根据被告，即医方的论断作出判决的[12]。这是因为进入司法程序处理的医疗纠纷都比较复杂，患方自己也很难搜集到有利的证据，再加上社会对医务人员都比较尊重，陪审团通常不会事先认定医师有疏忽行为，他们要看到和听到确凿的证据。所以在美国患方胜诉的可能性很小。但是一旦患方胜诉，那么医疗机构将面临巨额的赔偿款。高额的赔偿金与美国特有的赔偿制度有关。美国的损害赔偿制度一方面弥补了受害者的损失，另一方面还带有很强的惩罚性质以杜绝类似事件的发生。

2. 对美国医疗纠纷解决机制的分析与评价

美国院方和患方之所以不愿意通过诉讼来解决医疗纠纷是因为诉讼程序复杂、成本较高。例如，《医疗责任与保险促进法》规定医疗纠纷的原告在提起诉讼的 90 天之内必须交纳 5000 美元的保证金或提供一份专家报告以代替保证金。

除了诉讼程序复杂、成本较高外，政府倡导也是影响人们不选择诉讼的重要因素之一。目前美国是非诉讼解决机制最积极的推动者，早在 20 世纪 90 年代，美国克林顿政府曾发布法令鼓励在医疗纠纷领域推广非诉讼解决机制解决纠纷。在美国，仲裁作为现代非诉讼解决机制中的一种基本方法和解决特定纠纷的特定手段已经在医疗纠纷的解决中得到了广泛的应用。此外，美国法院在鼓励当事人选择调解和推行非诉讼解决机制方面也是不遗余力的。例如，在美国加利福尼亚州北区法院，法院在受理每一起经济纠纷案件后即给当事人发送一份《同意非诉讼解决机制程序或需要举行非诉讼解决机制电话会议通知》，要求当事人"在参加案件管理的早期会议前，要么同意一个非诉讼解决机制程序，要么参加一次非诉讼解决机制电话会议"。法院在发出通知的时候，还给当事人寄送加利福尼亚州北区法院的非诉讼解决机制宣传品，以使当事人对非诉讼解决机制有更深入的了解[11]。因此调解在解决包括医疗纠纷在内的各种纠纷中发挥着重要的作用。

采用非诉讼解决机制对于法院和双方当事人来说都是有好处的。一方面对于法院来说，通过仲裁和调解的方式解决医疗纠纷无疑大大减轻了法院的负担，在一定程度上缓和了瓶颈状态，提高了医疗纠纷解决效率。另一方面对于双方当事人来说，由于所选调解人、中立人、仲裁员的费用相对较低，所费时间和金钱较少，程序又比较灵活，所以用仲裁和调解来解决医疗纠纷比诉讼所花费的成本要少得多。

因为非诉讼解决机制是一种极其灵活的纠纷处理体系，允许当事人自由选择程序，所以如何既保证非诉讼解决机制的自由灵活性质又对可能产生的不利因素进行法律监督就显得至关重要。非诉讼解决机制自身存在着公平和效率的矛盾，在与法院的关系中又存在着自由化发展和受法律限制监督的矛盾，这些矛盾的解决依靠一个"度"，即寻求一个最佳的平衡点，形成一个完善的内在体制和外在环境，以最大限度地发挥其蓬勃的生命力[14]。

二、德国医疗纠纷解决机制

1. 德国医疗纠纷解决机制的现状

德国非常重视保障公民诉讼权利的行使，国家提供比较充足的司法资源，因此律师人数较多的德国在合理解决当事人之间的纠纷时，十分注重采用诉讼的方式。在德国，过去患方大多以医疗技术过失作为诉讼理由向法院提起诉讼，但现在形式已经发生了变化。自 20 世纪 70 年代以来，以违反说明义务作为诉讼理由的医疗纠纷案件在诉讼中占了优势，患方已将诉讼理由更换为违反说明义务[15]。因此在大多数情况下，患方必须对自己的主张承担举证责任，但是在以下两种情况下由医疗机构提供无过错的证据，也就是所谓的举证倒置：医方存在重大的诊疗过失；诊疗过失与患方之间的损害事实存在因果关系。因此，实际上德国实施的是具有限制性的举证倒置。

在德国，患方可以对引发事故的医生进行民事和刑事诉讼。不过德国目前也没有专门用于处理纠纷的法律，解决医疗纠纷的法律依据有《民事诉讼法》、《刑事诉讼法》、《医生责任法》。一般来说，由于医疗事故鉴定需要七八个月的时间，再加上上诉审理，所以诉讼的时间为一年左右。

虽然德国也可以通过调解和仲裁机构解决医疗纠纷，但是相对于美国来说，德国对替代性医疗纠纷解决机制并不是很重视。20 世纪 70 年代以后，德国医师协会所设的非诉讼解决机制针对不断上升的医疗赔偿责任纠纷，建立了三种模式：第一种是在医师协会建立调解所；第二种是设立纯粹的医学上的专家鉴定委员会；第三种是介于二者之间的鉴定－调解所[15]。医师协会与保险公司合作所组成的纠纷调解机构主要是为了解决医疗纠纷，赔偿患者的损失。而由医师协会单独或联合专门设立的负责医疗事故庭外调解的机构主要负责医疗事故的鉴定，判断医疗事故中医师有无责任、责任大小及赔偿数额。近年来，为了解决日益增多的医疗纠纷案件和不断攀升的损害赔偿费用，德国更加注重发展民间性的医疗纠纷解决机构。

2. 对德国医疗纠纷解决机制的分析与评价

通过上面现状的介绍，我们可以得出：与美国相比，德国的公民更加习惯于通过法院解决纠纷，"是非分明"的生活态度使妥协与交易历来缺少市场。德国人一直认为，只有通过维持法官的中立性进行纠纷解决才能保证其合法性，而非诉讼解决机制缺乏法律保障。第二次世界大战后，德国经济发展相对缓慢，社会理念的变化也相对滞后，美国由于经济高速发展而产生的一系列社会问题，在德国却未引起充分的重视[15]。

尽管在德国非诉讼解决机制的发展才刚刚起步，但是随着时间的推移和法学界也在积极推进，普通公民对各种非诉讼纠纷解决方式已开始有所了解，德国的调解和仲裁机制在医疗纠纷的解决中发挥着越来越重要的作用。德国的调解和仲裁机构与我国的医学会功能类似，但是由于德国的调解和仲裁机构有专业法律人员的介入，所以调解和仲裁的结果就更加公正、公平。

我国的司法机关在受理了医疗纠纷案件后，主要是根据医疗机构是否存在过错来定度结果。与我国不同的是，德国的法官在审理医疗纠纷的案件中更侧重于判断医疗机构是否尽到应尽的义务。这集中体现了德国要求医疗机构必须对处于弱势地位的患方负责任的态度。但是德国要求患方取证的做法则忽视了医患双方在取证能力上的明显差异，很难体现法律的公正。

三、日本医疗纠纷解决机制

1. 日本医疗纠纷解决机制的现状

从 20 世纪 50 年代后期开始，日本的医疗纠纷数量就开始增加，60 年代呈急剧增加的趋势，之后一直都呈缓慢增加的趋势。解决医疗纠纷的方式在日本有很多，最主要的有三种，即当事者之间的对话解决、法院的解决、日本医师会的解决[16]。

当事者之间的对话是解决医疗纠纷最基本的形式。当事者之间的对话与我国的协商制度类似，具有简单易行、节约时间和费用的优点。但是事实上通过当事人之间的对话解决的事例并不是很多。因为相对于患者而言，医疗机构处于强势地位，在责任不明确的情况下医疗机构一般都不愿与患者对话解决。而且随着医疗技术的进步，检查和诊疗手段的提高，由医生的失误或者不注意所造成的纠纷越来越少，因此对话解决一般都是在责任明确的前提下开展的，此时双方争论的焦点主要是医疗机构责任的大小和损害额多少的问题。

向法院提起的纠纷可以通过调解和诉讼两种形式来解决。日本调解的程序如下：根据一方当事人向法院提出的调停申请，由一名法官和两名民间调解委员组成的调停委员会或独任法官作为调停委员，以第三者身份进行说和，使当事人之间达成协议自主解决纠纷。从调解与诉讼的关系看，调解并不限制当事人行使诉讼权利，只是为当事人提供了另外一条可选择的途径。如果当事人对调解结果不满意可申请进入诉讼程序。

在日本，除以上两种解决纠纷的手段之外，作为一种中间制度，还有日本医学协会（Japan Medical Association，JMA）进行的仲裁制度。日本医学协会的处理流程是：患者最初不能直接进入赔偿程序，先由参加日本医学协会保险的医生从患方接受损害赔偿请求，经都道府县医师会判断后，向纠纷委员会提出请求，纠纷委员会与保险公司联合组成调查委员会，对纠纷情况进行调查，然后由每月一次的赔偿责任审查会对调查结果进行审查[17]。日本医学协会属于行业的自治组织，医师纷争处理委员会是在各都道府县（相当于中国的省）医师会内部设立的纠纷处理机关，虽然它是日本医学协会的内部机关，而不像法院那样是纯粹的第三者机关，但实际上大量的医疗纠纷都在这里解决。

2. 对日本医疗纠纷解决机制的分析与评价

日本的医疗纠纷解决机制与我国有很多相似之处，从上面的资料我们可以看出协商、诉讼是我们共有的解决机制。日本医师会与我国的卫生行政部门虽然都不是具有独立性的第三方，但是日本医师学会的解决与我国的行政调解实质上存在着巨大的差别。日本医学协会与保险公司签订协议，作为总承包人对已参加保险的会员医师的医疗过失负有赔偿责任。因此它的主要作用是帮助医务人员分担医疗风险，为患者提供赔偿。

日本深受中国传统儒家文化的影响，"和"的价值追求在社会生活中占据重要的位置。当事人一方面希望纠纷得到解决；另一方面又不希望因为纠纷而伤和气，尽量避免相互关系的破裂或断绝。因此日本也鼓励当事人通过调解来解决纠纷。为了引导当事人选择调解机制，日本设计了一系列优惠制度。例如，申请调解需要交纳一定的申请费用，但这笔费用与起诉时交纳的诉讼费用相比大约只占后者的一半。当事人如果在两周起诉的话已经交纳的申请费可以折抵诉讼费。日本在调解中还适当引入了强制性因素，在由一方当事人向法院申请进行调解而开始的程序中，即使另一方当事人并不情愿，法院也可以强制其进入调解程序，受到传唤的当事人如果没有正当理由拒不到场接受调解，法院可以处 5 万日元（折合人民币 3250 元）以下的罚款[11]。

调解在解决纠纷方面对诉讼审判制度起到了补偏救弊、分担压力和补充替代的作用，减少社会在纠纷解决方面的成本和代价，及时有效地调整人际关系和社会关系，有效节约司法资源[15]，在医疗纠纷的解决当中适当引入强制性因素并不意味着调解结果也存在着强制的因素，调解结果的达成及其履行仍基于当事人的自愿。不管采取哪一种方式，最终的目的都是有效地解决医疗纠纷，政府应该尽可能地完善制度让当事人自己选择适宜的方式。

四、台湾地区医疗纠纷解决机制

1. 台湾地区医疗纠纷解决机制的现状

随着权利观念的提升，我国的医疗纠纷数量激增，台湾地区也不例外。据《台湾医界》2002 年的一项统计表明：11％的医师自近一年里曾遭遇过医疗纠纷，26％的医师在近五年中遭遇过医疗纠纷，44％的医师在行医生涯中遇到过医疗纠纷[18]。

台湾地区将调解作为医疗纠纷处理的重要机制，各个县市还成立了专门的医事审议委员会。

台湾地区的医疗纠纷解决机制主要包括法院调解、卫生行政部门调解、民间第三方调解。台湾地区的法院调解是强制调解，换句话说调解是医疗纠纷进入司法程序的必经之路，是诉讼的前置调解。因为台湾地区"民事诉讼法"第四百零三条第一项第七款有明确的规定，因医疗纠纷发生争执者于起诉前应经法院调解。但是在台湾地区，很多患者会直接向检察官提出"业务过失致人死亡"或者"业务过失致人重伤"，由检察官对医生提起刑事诉讼，而患者同时提出附带民事诉讼。刑事附带民事诉讼不用交诉讼费，不用对医疗过失进行证明，而且包含着传统刑罚主义和通过刑事诉讼逼迫被告和解的意图[19]。因此，事实上法院调解在实践的运用并不是很多。

医事争议审议委员会是台湾地区各卫生行政管理部门的下设机构，主要负责医疗纠纷的调解工作。台湾地区行政调解的大致程序是：首先，医疗纠纷的当事人向卫生主管机关提出医疗争议调解申请；其次，主管机关在受理申请后交付医事争议审议委员会，由该委员会确定调解的人选和调解的日期；最后，由医事争议审议委员会中的一人或数人组成调解委员会，并吸纳其他社会知名人士参加[20]。行政调解的启动只需要一方申请即可，调解没有法律效力，当事人可以不接受。但是由卫生行政部门来调解医疗纠纷，其公信力一直是受质疑的。因此，行政调解的应用也不是很广泛。

台湾地区第三方的医疗纠纷调解机构主要有消费者文教基金会（简称消基会）、台湾医疗改革基金会（简称医改会）、各地的医师公会等。消基会主要是帮助患方进行医疗鉴定、协助患方与医方进行协商、捍卫消费者权利等；医疗改革基金会负责提供医疗信息，改善医患关系中的信息不对称，密切关注医疗机构的医疗质量问题等。民间调解机构深受患者信任，有关调查显示，有42%的患者家属在出现医疗纠纷后会选择消基会处理。因此台湾地区医疗纠纷的调解工作主要由民间第三方机构负责。

当然除调解外，当事人还可以通过诉讼的方式来解决医疗纠纷。依台湾地区民法，医疗过失属民事侵权行为，但又是特殊的民事侵权。医疗行为是在高科技条件下的高风险行为，台湾地区司法机关对医疗纠纷的判决遵循"合理信赖原则"及"可容性危险原则"[18]。

2. 对台湾地区医疗纠纷解决机制的分析与评价

台湾地区之所以鼓励当事人选择调解解决医疗纠纷，主要是因为了解医疗损害发生的原因、界定责任归属通常都要经过很长一段时间的调查和专家鉴定才能了解事实真相，先进行调解会更加合理。

从卫生行政部门的调解程序上可以看出，台湾地区的行政调解与内地的行政调解有些不同。主要的不同在于受理与处理医疗纠纷并不是由卫生行政部门单独完成的，它会把受理的医疗纠纷转交给下设的医事争议审议委员会。这一做法的用意是为了增强行政调解的可信度，但是由于医事争议审议委员会是卫生行政部门的下设机构，所以并没有起到太大的作用。

我国内地的消费者协会相当于台湾地区的消基会，但是由于医疗纠纷往往不仅仅是涉及患者权益的问题，介入医疗纠纷调解的机构必须要有具备专业医学知识的人员，再加上我国内地的法律体系又不完善，所以在内地由消费者协会调解医疗纠纷是不适宜的。台湾地区的医疗改革基金会虽然不对医疗纠纷个案提供帮助，不介入个别的医疗纠纷处理，但是它面向社会所提供的医疗信息为患方和医方架起了沟通的桥梁，进而有助于改善医患之间的关系，这是值得我们借鉴的。

"台湾卫生署"和"台湾医师公会"联合会起草了一部医疗纠纷处理法草案。草案作如下规定：医疗纠纷非依本法进行调解，不得起诉或者自诉；民事案件已经调解者，其非告诉乃论之刑事案件，检察官或法院得依申请或职权，斟酌案情停止侦察或者审判。后一则规定可以避免患方绕开法院调解，直接向以刑事案件的刑事诉至法院的情况。

总之，医疗纠纷没有统一的解决模式，制定符合本国国情的医疗纠纷处理制度、解除医患之间的不信任、努力保障法律的公平公正性等，才可能真正有效地改善我国医疗纠纷的现状。

参 考 文 献

[1]　任珊珊，粤卫信．广东住院医疗费 10 年来首降．广州日报，2007-05-29．

[2]　宓继红，蔡永葆，王现．社会转型期医疗纠纷现状分析与思考．中国卫生源，2007，10（4）：182-184．

[3]　畅静萍，杨立．浅谈医疗纠纷的现状、原因与防范对策．中华医学写作杂志，2002，9（22）：1941-1942．

[4]　刘墨非．北京医疗纠纷和医患冲突催生医疗责任险．北京晨报，2004-11-05．

[5]　吴艳霞．让人忧虑的医疗纠纷现状．中国处方药，2003，（1）：31，32．

[6]　付子堂，于嘉川，张永和，等．医疗纠纷案件审理之实证分析．北京：人民法院出版社，2006：39-42．

[7]　林文学．医疗纠纷协商解决机制的完善．中国医院管理，2008，28（7）：22-24．

[8]　渊洪，朱亮真．信息不对称下医患信任的重构．中华医院管理杂志，2004，20（3）：63．

[9]　陈绍辉，周宇燕．建立多元化医疗纠纷解决机制的探讨．医院管理论坛，2006，（119）：54-57．

[10]　任学静，朱勇．我国医疗纠纷仲裁机制的探讨．中国煤炭工业医学杂志，2008，11（1）：113-115．

[11]　上海市高级人民法院，上海市司法，上海市法学会．纠纷解决多元调解的方法与策略．北京：中国法制出版社，2008．

[12]　高勇．改革中的美国医疗纠纷诉讼．医学与社会，2000，13（6）：53-55．

[13]　赵明．求诉讼机制与非诉讼机制的和谐——美国 ADR 对中国的启示．湘潭大学硕士学位论文．2001．

[14]　许冠囝．论医疗纠纷解决机制及其完善．厦门大学硕士学位论文．2007．

[15]　范愉．非诉讼纠纷解决机制研究．北京：中国人民大学出版社，2000．

[16]　周秀芹，赵立新．日本的医疗事故纠纷与处理办法．国外医学社会医学分册，2002，19（1）：

16-19.

[17]　郑渊，雷晓坤．日本的医疗纠纷处理与防范机制及其对我国的启示．中国医院管理，2004，24（12）:74-75.

[18]　史羊拴，蔡新祝．台湾地区医疗纠纷司法及立法趋势．国际医药卫生导报，2002，(6)：13，14.

[19]　吴旭洲．医疗纠纷终结手册．台北：合记图书出版社，2005：1.

[20]　邱怀萱．从医疗纠纷谈台湾病患权益．阳明大学卫生福利研究所硕士学位论文，2001.

第四章 医疗事故技术鉴定分析

第一节 医疗纠纷中鉴定的类型与作用分析

一、鉴定的含义

鉴定，顾名思义就是鉴别、确定的意思。在《高级汉语词典》中，鉴定指鉴别审定事物的真伪、优劣。我们现代社会中的鉴定活动一般是为了查明某项专门性问题的性质和真伪，鉴定委托人寻找或者指派具有专门知识的人就专门性问题进行科学鉴别和判断的一种行为。

由鉴定的内涵可以看出，鉴定活动是一项严肃的活动，进行鉴定活动的人员必须是具有相应能力和资质的专业人员或机构。同时鉴定活动必须由具有相应权力或管理职能的部门或机构或个人进行委托。鉴定过程必须根据确凿的数据或证据，以及专业人员相应的经验和分析论证对某一事物提出客观、公正和具有权威性的技术仲裁意见。这种鉴定意见才能够作为委托方处理相关矛盾或纠纷的证据或依据。

二、鉴定分类

我国在很多专业领域都存在鉴定活动，比如产品质量技术鉴定、建筑工程质量鉴定、知识产权鉴定、医疗赔偿纠纷鉴定、地质灾害技术鉴定、农产品质量鉴定等。而按照专业领域对鉴定活动进行分类则显得过于繁杂。一般来说鉴定活动根据鉴定申请或委托主体，即鉴定权行使者的不同，可以分为以下类别，即自行鉴定、行政鉴定、司法鉴定与刑侦鉴定。

1. 自行鉴定

自行鉴定指一旦公民就比较专门性的问题出现纠纷，为了明确专门性问题的性质和内容，为可能进行的协商和诉讼解纷作出准备，公民可以通过自行鉴定的方式委托专门的专家和机构就专门性问题进行鉴定，从而能够在可能发生的调解和诉讼过程中提供相关问题的证据，履行自身在相关程序中所需要履行的举证义务。而在诉讼程序中，通过自行鉴定而得到的结果亦可以作为证据材料递交给法院，但这一结果并非诉讼程序中所需要的法定证据材料。人民法院需要通过质证来审查其真实性和公正性。

2. 行政鉴定

行政鉴定指行政管理部门依据有关的行政性法规，委托所属的行政鉴定机构对行政纠纷或行政事务中所涉及的专门性问题进行检验、分析和评判，从而为行政事件的解决提供科学依据的一项活动。在行政鉴定活动中，行政机关作为鉴定活动的委托方行使其鉴定权，公民以及被管理者只能提出行政鉴定的申请，鉴定的决定权、委托权及组织监督权均由行政管理部门行使。从鉴定的角度来看，行政鉴定属于在不平等的主体之间进行的一项活动，因为一般参与鉴定的人员与行政主管部门间存在直接的隶属关系，所以一般行政鉴定也存在保护被管理者的可能性。同时目前的行政鉴定存在缺乏有效的监督体制的问题，难以追究错误鉴定的行政或法律责任，这也进一步导致在行政鉴定中可能存在偏向被管理者的情况。

3. 司法鉴定

司法鉴定指在诉讼过程中，由人民法院依照其职权或应任何一方当事人及公诉人的请求，委派具有专门知识、技能或者特别经验的人对审理案件中涉及的一些专门性问题进行鉴定，从而为正在进行诉讼程序的案件提供科学依据的活动。在司法鉴定活动中，人民法院具有行使鉴定活动的决定权、委托权及组织监督权。通过司法诉讼途径来进行鉴定，那人民法院所委托的行政鉴定机构、社会专门检测机构所从事的鉴定活动都应该属于司法鉴定的范畴。司法鉴定书要求由鉴定人和鉴定机构共同出具，非单纯由鉴定机构出具，以便确定法律责任的主体。

4. 刑侦鉴定

刑侦鉴定则出现在刑事诉讼里，是由公安机关、人民检察院及人民法院同时拥有的鉴定权利。其主要目的在于运用自然科学和社会科学的技术、方法和手段来发现和保全犯罪嫌疑人及犯罪行为（包括犯罪结果）的证据资料。本研究与此类别的鉴定活动关联较小，故不多赘述。

三、医疗纠纷中的鉴定类型

在医疗纠纷的解纷活动中，我们通常采用的鉴定分为由医学会组织进行鉴定活动的医疗事故技术鉴定，以及由专门鉴定机构组织以法医学专家为鉴定人的法医学鉴定。

1. 医疗事故技术鉴定

医疗事故技术鉴定是由各级医学会组织的对于医患纠纷中的专业问题，以及医疗服务提供者所承担责任情况进行专业判断的鉴定活动。根据 2002 年出台的一系列条例和规范，如《医疗事故处理条例》及《医疗事故技术鉴定暂行办法》，我国医疗事故技术鉴定活动基本上具有相应的规范。

在鉴定过程上，市一级医学会负责对所辖范围内各级医疗机构发生的申请进行医疗事故技术鉴定的医疗纠纷组织专家进行鉴定，省级医学会则对辖区内需要组织二次鉴定的医疗纠纷进行医疗事故技术鉴定。

中华医学会作为独立的第三方，组织临床专家及法医学专家运用专业的知识对医疗纠纷中的专业问题进行评判，并以医学会的名义出具《医疗事故技术鉴定结果报告书》。

2. 法医学鉴定

在医疗纠纷中，通常将法医学鉴定称为司法鉴定，这主要源于一般进行的法医学鉴定都有着司法背景。在医疗纠纷进入司法程序以后，法院委托相关资质的机构组织法医学专家对案件的专业性问题进行审查和判断，以确定医疗机构的行为与患者的损害结果之间的因果联系，并确定医疗机构的责任程度。

法医学鉴定依托的鉴定机构并非如医疗事故技术鉴定一样固定，而是机构只要具备法律所认可的条件和资质都可以从事法医学鉴定活动，并且结果由鉴定机构及参与鉴定的鉴定人共同出具，这与医疗事故技术鉴定中鉴定报告只由医学会出具有差别。

而鉴定活动主体的差异、鉴定结果报告出具的差异等都将导致在医疗纠纷中，医疗事故技术鉴定与法医学鉴定所扮演的角色的差异。

四、各类鉴定在医疗纠纷中的角色与定位

（一）鉴定的性质背景

以上论述了医疗事故技术鉴定与法医学鉴定的基本概念和特点，可以看出两种鉴定方式各自具有其深厚的鉴定性质背景。

医疗事故技术鉴定具有深厚的行政鉴定性质背景，最初的医疗事故技术鉴定目的在于为卫生行政部门处理医疗事故时遇到的专门性问题提供专业的技术服务，这使得医疗事故技术鉴定具有行政鉴定的基本特征。

但目前根据《医疗事故处理条例》等法律法规，在出现医疗纠纷以后，医患双方可以共同向医学会申请进行医疗事故技术鉴定，医患单方面可以向卫生行政部门申请由卫生行政部门委托医学会进行医疗事故技术鉴定，同时医患纠纷走上诉讼途径后，人民法院按照案情需要和诉讼双方的要求也可以委托医学会进行医疗事故技术鉴定。因此可见，医疗事故技术鉴定已经不能简单地划归为行政鉴定的类别，而是同时具备了自行鉴定、行政鉴定和司法鉴定的特征，但其中行政鉴定的背景最为深厚。这一点也初步地反映了医疗事故技术鉴定的局限性。

法医学鉴定如前述的一样是一项以司法鉴定性质为主体的鉴定类型，但同样法医学鉴定也具备自行鉴定的特点。在医疗纠纷中医患的任何一方为了能够得到所需要的对于纠纷专业性问题的判断，以便在解纷中取得所要求的结果，都可以

委托社会上的法医学鉴定机构进行鉴定。这样的鉴定活动则具备了自行鉴定的特点，体现了鉴定委托方的鉴定权利，并且能够为鉴定委托人的解纷行为提供一定程度上的依据。这样的依据可以在非诉讼和诉讼途径中作为证据，但一旦进入司法程序，这样的鉴定结果在证据效力上将无法作为法定证据，且真实性需要经过相关质证才能够被认定。

（二）鉴定在解纷中的角色

以下将以典型的医疗纠纷发生与解纷途径为主线来看医疗事故技术鉴定和法医学鉴定在其中所处的角色，并分析这两种鉴定能够为解纷带来的作用和解纷效果。

按照《医疗事故处理条例》，首先将医疗纠纷的解纷途径分为三个部分，即自行协商、行政调节及司法诉讼，这三个部分相对独立同时也相互联系。其次，根据医疗事故技术鉴定的特点，其不具有重复性，即整个医疗纠纷的解纷途径中只具有一个最终的医疗事故技术鉴定结果（这里我们简化了医疗事故技术鉴定的程序，无论是否进行高一级医学会的二次鉴定，我们都认为属于医疗事故技术鉴定的范畴。一旦进行医疗事故技术鉴定，鉴定结果将在解纷途径的各个部分中以一致的面目存在，且不可重复）。再次，医疗纠纷的解纷途径将以患方为主导，这是因为在医疗纠纷中，医疗机构一般处于被动方，而患方作为主观上受到损害的一方，将很大程度上决定了纠纷能否结束，以及以何种方式结束。

1. 自行协商

当患方在接受医疗服务中出现损害或者主观上认为一些不尽如人意的医疗结果中医疗服务提供者负有责任时，就可能出现医疗纠纷。患方此时开始将主导整个医疗纠纷的走向。

患方如果需要就医疗纠纷中关于自身损伤的问题得到客观的证据支持，那就可以通过委托法医学鉴定机构进行鉴定来获得。这是法医学鉴定在这一阶段的运用。

需要注意的是此时的法医学鉴定结果可以作为患方用于解纷中针对医方的谈判依据，也可以作为患方提起诉讼的证据来源，但这样的鉴定结果对于医方及人民法院来说并不具有强烈的说服力。医方对于已经发生的医疗纠纷中自身的责任问题将有比较清晰的认识，并不需要依靠患方所提供的鉴定结果，而这样的鉴定结果如果希望能得到人民法院的认同则将需要经过质证的司法程序。

此时一部分的医疗纠纷已经可以依靠医患双方的协商得到解决。患方提供的鉴定结果显然符合医方的自我评估，医患双方可以就医疗纠纷的赔偿达成一致意见，那么一起医疗纠纷就通过自行协商的途径得到解决。或者医方认为对于医疗纠纷中的责任认定，无法认同患方提供的依据，而自己也无法进行评估时，医患双方共同向医学会提请进行医疗事故技术鉴定来对医疗纠纷进行专业评断，然后根据医疗事故技术鉴定的结果来继续协商解决。

　　当然如果无法跟医方在自行协商阶段达成一致，医方或者甚至也不愿意共同来提请进行医疗事故技术鉴定，那患方此时就需要令解纷进入下一个阶段，当然正式的阶段可能是行政调解，可能是司法诉讼，不过我们还要看到很多患方选择"医闹"作为一种非正式的解决途径，以求对医院产生压力迫其妥协。这一现象产生源于医患双方的不平等地位，然而其后果却令整个社会为之侧目，这将在专门的章节进行论述。

　　作为本阶段的总结，图 4-1 反映出法医学鉴定在本阶段属于自行鉴定，主要为患方提供依据，而本阶段医疗事故技术鉴定同样为自行鉴定的范畴，但需要通过医患双方一致向医学会申请才能实现。这两个鉴定在本阶段都是非必须进行的，也就是说即使不进行任何鉴定，医疗纠纷理论上也可以通过自行协商取得解决。但从博弈论的观点来看，在医患的信息不对称现象下，患方进行相关的鉴定才能使信息尽量对称，才能在解纷谈判中取得自身赔偿的最大化，因此对于患方来说进行鉴定是十分必要的。

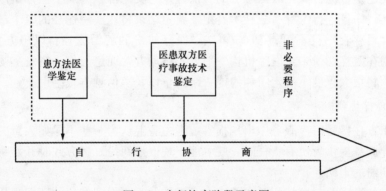

图 4-1　自行协商阶段示意图

2. 行政调解

　　医患双方无论哪一方都可以单方面向主管的卫生行政部门申请行政调解来处理医疗纠纷。这一途径并非一定要经过前述的自行协商部分，可以由医患任意一方主导开始，同时也并非医疗纠纷解纷途径中必经的部分，同其他两个部分的解纷途径一样，这一部分是否经历是可选的，而一旦开始这一部分的解纷路径，医疗纠纷将进入行政处理阶段。

　　在这一部分的解纷途径中以行政鉴定的方式行使医疗事故技术鉴定将是一个标志性的必经途径。作为行政调解的传统职能，对于医疗事故的处理是卫生行政部门的职责所在，同时附带对患者赔偿的调解责任。这就为卫生部门介入医疗纠纷设置了准入的标准，那就是是否构成医疗事故，而医疗事故技术鉴定的传统职能就是鉴定医疗纠纷的性质。

医患任何一方单方面向卫生行政部门申请进行医疗事故行政调解时，卫生行政部门首先需要判断医疗纠纷是否已经完成医疗事故技术鉴定，也就是之前医患双方是否已经共同向医学会提请进行医疗事故技术鉴定。在没有的情况下，卫生行政部门将委托当地医学会组织对申请行政调解的医疗纠纷进行鉴定，根据鉴定结果来判断是否能够行使医疗事故行政调解的职责。

一旦医疗事故技术鉴定的结果确定医疗纠纷中医方构成医疗事故，卫生行政部门将可以行使行政调解的职权，否则卫生行政部门将无法介入不构成医疗事故的医疗纠纷中。

行政调解过程如图 4-2 所示。

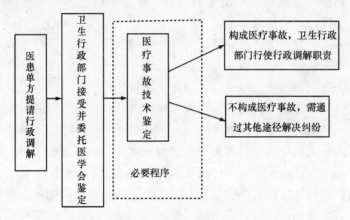

图 4-2　行政调解过程

目前来看，行政调解部分的解纷途径被弱化，本研究发现，无论卫生行政部门、医疗机构还是患方都对行政调解本身存在异议，这可能是导致行政调解职能被弱化的主要原因。

首先，卫生行政部门自身认为行政调解在医疗纠纷中的作用范围太小，只有构成医疗事故的医疗纠纷，卫生行政部门才能够予以行政干预，否则卫生行政部门也爱莫能助。同时医疗纠纷耗时耗力，对卫生行政部门造成极大的工作压力，导致卫生行政部门自身都希望取消这一职能。

其次，医疗机构一旦与患者发生医疗纠纷，如果牵涉到卫生行政部门其中调解，那一旦构成医疗事故，卫生行政部门对于医院将同时具有行政处理的能力，因此医院一般意愿上也不偏向于通过卫生行政部门调解与患者间的医疗纠纷。

最后，患者显然认为卫生行政部门的调解参与是"老子在给儿子辩护"，主观上对卫生行政部门缺乏信任感，也导致卫生行政部门的工作难以开展。

因此行政调解并不是主流的医疗纠纷解决模式，也不甚受到学术界的关注，在医疗纠纷的解纷途径中处于比较尴尬的位置。

3. 司法诉讼

同样司法诉讼并不以前述的自行协商与行政调解为前提，但司法诉讼将通过人民法院介入的关系得到最终的判定，这一部分的解纷途径被公认为最具权威性，同时也最耗费时间、人力和成本。

医疗事故技术鉴定与法医学鉴定都可能以司法鉴定的角色在诉讼程序中予以出现。并且目前"双轨制"作为医疗纠纷诉讼中关于鉴定的问题成为主要影响医疗纠纷案件审理的一个重要原因之一。

鉴定的"双轨制"指在诉讼途径中，医疗事故技术鉴定和法医学鉴定相互独立，但牵涉到法律适用和赔偿制度的问题，医疗事故技术鉴定被诉讼方主动规避，转而直接进行司法法医学鉴定，以求在诉讼中取得更多赔偿的一个现象。而人民法院在案件的裁量上，由于缺乏医学专业的知识，无法很好地判断需要进行何种类型的鉴定，导致"双轨制"的存在。

目前尚没有完善解决"双轨制"的国家法律法规出现，但为了规范在诉讼途径中的鉴定行为，最终寻得公正解决医疗纠纷的司法途径，同时保护医患双方的利益，我国一些地区在过去的几年中已经开始探索解决鉴定"双轨制"的问题，以地方法规的形式来体现一种规范的医疗纠纷诉讼司法鉴定程序。

北京市高级人民法院、重庆市高级人民法院、广东省高级人民法院及陕西省高级人民法院都对医疗损害赔偿案件专门作出了司法解释，规定了在辖区范围内处理医疗损害赔偿纠纷的处理原则，一定程度上改变了司法鉴定"双轨制"的局面。

从诉讼解决机制的一般经验来看，一旦开始诉讼，人民法院将要求患方当事人明确是针对医疗事故损害赔偿纠纷还是非医疗事故的医疗差错侵权损害赔偿纠纷，将医疗事故纠纷和非医疗事故纠纷区分开来。同时在鉴定方面（图4-3），将优先支持进行医疗事故技术鉴定，在鉴定为非医疗事故的基础上可以再委托进行法医学鉴定。

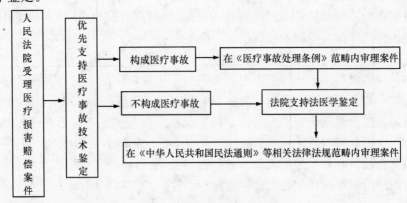

图 4-3　司法解纷途径中的鉴定

这样的一个程序也使另一个影响医疗纠纷诉讼审理问题赔偿制度的"两元制"得到解决。司法鉴定为医疗事故的案件将不支持再次进行法医学鉴定，案件将在《医疗事故处理条例》的范畴内商讨赔偿问题，而非医疗事故的案件在需要的情况下法院将支持进一步进行法医学鉴定，如果医院负有责任则按照《中华人民共和国民法通则》等相关法律法规作为赔偿额度确定的适用法律。

（三）医疗事故技术鉴定的地位

由以上的论述可见，医疗事故技术鉴定作为目前医疗纠纷中一项重要鉴定活动已经确立其特殊的地位，医疗事故技术鉴定的鉴定结果对于医疗纠纷的解决有着重要的影响。其影响体现在解纷的各部分途径都可能有医疗事故技术鉴定的参与，同时在最权威的司法诉讼途径中，虽然存在鉴定"双轨制"的问题，但有迹象表明，医疗事故技术鉴定将在法律上得到承认并取得司法诉讼前置程序的地位，医疗纠纷将优先在医疗事故的范畴内解决。

而虽然医疗事故技术鉴定被指可能存在倾向医方，但目前在司法途径中解决鉴定"双轨制"的探索在很大程度上体现了目前社会和经济条件下，对于医方和患方利益的同时保护及相互平衡。一次医疗纠纷很可能摧毁一家医院的经济运转能力，这在较高层面来看，对于一定范围内的医疗服务提供是不利的。司法诉讼探索寻求的是给予患方适度补偿，同时不影响医方正常的社会功能提供，保障医方的社会公益性之间的平衡。

我们将在下面一节探讨医疗事故技术鉴定的使用现状，从数据的分析中我们可以得到同样的启示。

第二节　医疗事故技术鉴定在医疗纠纷中的使用现状分析

医疗纠纷是医患双方就医疗过程中诊断，治疗方案的制订和执行，治疗结果的性质和造成结果的原因及责任产生分歧，各持不同主张的争论状态。因此，在医疗纠纷的解决中，最关键的是对医疗过程的事实进行公正的判定，使双方在医疗方案、结果的认定上达成一致，才能达成后续的解决方案。而医疗事故技术鉴定正是由权威的医疗专家组成的，以行业协会的中立地位对医疗纠纷的医疗事实部分进行公正判定。

因此，医疗事故技术鉴定在医疗纠纷中处于一个枢纽的地位。医疗纠纷无论是采用协商、调解等非诉讼途径，或是进入诉讼，都需要医疗事故技术鉴定对医疗事实的权威判定。

我国的医疗事故技术鉴定制度是在 2002 年 7 月 19 日在卫生部讨论通过的，由省、市两级地方医学会负责组织专家鉴定组进行初次和再次鉴定。经过多年实践，医疗事故技术鉴定无论在制度的完善程度上，还是在具体运行方面，都已经比较规范。

医疗事故技术鉴定是医疗纠纷特别是大型的医疗纠纷事实定性的首选程序。其作为医疗纠纷定性的主要程序是解决医疗纠纷的重要环节之一。

一、资料来源和方法

本研究中的数据为中华医学会某市医学分会在 2004～2007 年的所有医疗事故鉴定书。根据鉴定书项目，利用 Epidata 软件对鉴定书数据进行量化整理，并使用 SPSS 软件选取了与课题有关的部分变量，采用 χ^2、logistics 回归等统计分析方法进行统计分析。

本研究共收集到有效数据 415 例，2004 年为 112 例，2005 年为 114 例，2006 年为 100 例，2007 年为 89 例（图 4-4）。

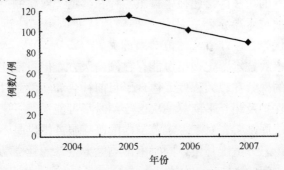

图 4-4　2004～2007 年鉴定例数变化趋势图

由图 4-4 可见，医疗事故技术鉴定的例数有逐年下降的趋势。探其原因，可能为近年来卫生部"医院管理年"工作的持续开展提高了医疗服务质量，从而导致医疗纠纷的减少，另外也可能是一些医疗纠纷在解决过程中，并没有经过医疗事故技术鉴定的程序。

二、医疗事故技术鉴定基本信息

鉴定是很多医疗纠纷都必须经历的环节，也是医疗纠纷介入方参与的一个折射该次纠纷特点的缩影。因此，通过医疗事故技术鉴定能够基本了解医疗纠纷各介入方在医疗纠纷中的行为特点。

（一）鉴定委托方分布情况

按照《医疗事故技术鉴定暂行办法》关于鉴定提起和鉴定受理的规定，进行医疗事故技术鉴定可以由医患双方共同提起，或由患方向卫生局提出调解申请后由卫生局向医学会提起鉴定申请。由于医疗机构本身的自我保护意识，由医疗机构主动上报然后卫生行政部门提起鉴定的案例较少。另外，在司法诉讼过程中法院为了采集证据可以委托医学会进行鉴定。不同鉴定申请人分布如表 4-1 所示。

表 4-1　不同鉴定申请人分布

项目	2004 年		2005 年		2006 年		2007 年	
	例数/例	比重/%	例数/例	比重/%	例数/例	比重/%	例数/例	比重/%
卫生部门提起	64	57.1	55	48.2	55	55	35	39.3
法院提起	46	41.1	58	50.9	45	45	53	59.6
医患共同提起	2	1.8	1	0.9	0	0	1	1.1
合计	112	100	114	100	100	100	89	100

设 $\alpha=0.05$，用行列表法检验四年卫生行政部门和法院提起鉴定的频率差异（表 4-2）。

表 4-2　2004～2007 年卫生行政部门和法院提起鉴定的频率差异

年份	卫生行政部门	法院	合计
2004	64	46	110
2005	55	58	113
2006	55	45	100
2007	35	53	88
合计	209	202	411

Pearson χ^2 为 7.590，$P=0.055$，因此可以判定法院和卫生行政部门提起鉴定的构成比没有显著性差异。4 年鉴定总数中，由卫生部门提起鉴定的占 50.4%，由法院提起鉴定的占 48.7%，无显著差异。

（二）医疗纠纷在不同等级医疗机构的分布情况

从图 4-5 中看出，属于三级医院的医疗纠纷鉴定案例逐年平稳减少，但变化趋势不大；而属于二级医院的医疗纠纷变化趋势不明显，保持基本不变。

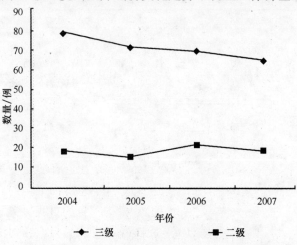

图 4-5　2004～2007 年医患纠纷发生变化趋势图

不同年份医疗事故技术鉴定在不同等级医院的分布如表 4-3 所示。

表 4-3　不同年份医疗事故技术鉴定在不同等级医院的分布

医院等级	2004 年		2005 年		2006 年		2007 年	
	例数/例	比重/%	例数/例	比重/%	例数/例	比重/%	例数/例	比重/%
三级	78	69.6	71	62.3	69	69.0	64	71.9
二级	19	17.0	16	14.0	22	22.0	18	20.2
一级	1	0.9	3	2.6	0	0.0	2	2.2
未定级	14	12.5	24	21.1	9	9.0	5	5.6
合计	112	100.0	114	100.0	100	100.0	89	100.0

计算不同年份分布在二级、三级医院的案例的变化趋势，使用单向有序的行列表法，得到 Pearson χ^2 为 17.416，$P=0.43$。因此可以判定各级医院的鉴定案例在不同的年份的分布没有显著性差异。也说明图 4-5 说显示的不明显的变化趋势没有统计学意义。

（三）患方年龄性别分布

在进入医疗事故技术鉴定的患者中，男性有 219 例，占所有案例的 52.6%，女性患者有 197 例，占所有案例的 47.4%。利用 SPSS 作二项分布的 Binomial 检验，比较的率是 0.5。得出 $P=0.303$，在 $\alpha=0.05$ 的显著性水平下，不拒绝"男女分布符合阳性率为·0.5 的二项分布"的原假设。

将年龄按五年一组进行分组，如表 4-4 所示。

表 4-4　按年龄分段的性别分布情况

年龄/岁	男性/例	女性/例	合计/例	比重/%
0～4	26	11	37	8.89
5～9	2	2	4	0.96
10～14	9	3	12	2.88
15～19	13	8	21	5.05
20～24	14	7	21	5.05
25～29	15	15	30	7.21
30～34	6	22	28	6.73
35～39	21	18	39	9.38
40～44	18	13	31	7.45
45～49	18	24	43	10.34
50～54	23	20	43	10.34
55～59	11	18	29	6.97

续表

年龄/岁	男性/例	女性/例	合计/例	比重/%
60~64	14	12	26	6.25
65~69	10	9	19	4.57
70~74	9	6	15	3.61
75~79	7	2	9	2.16
80~84	1	2	3	0.72
85~89	2	4	6	1.44
合计	219	196	415	100

下面对年龄分布进行正态性检验：

使用 Q-Q 图（图 4-6）直观地检验，发现年龄基本符合正态分布。

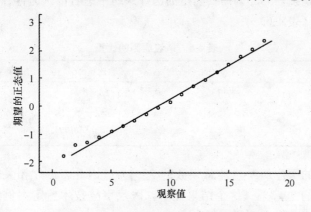

图 4-6 年龄分布的正态性 Q-Q 检验图

再使用单样本 K-S 检验作拟合优度分析，得出 K-S Z 值是 1.048，$P=$ 0.222，在 $\alpha=0.05$ 的显著性水平下，可以认为是正态的。

以上对性别和年龄分布的统计描述说明，在医疗事故鉴定中年龄和性别不是影响因素。

三、医疗事故技术鉴定案例事实的分析

1. 患方争议原因

医疗纠纷的原因笼统来说，大概可以分为诊断相关、治疗相关、其他医疗服务侵权三类。诊断或治疗相关医疗纠纷是指患方认为医务人员诊疗水平不足或是医疗服务失误导致的误诊漏诊、治疗效果差、出现在患者预期之外的医疗损害。其他医疗服务侵权是指患方认为医护人员在医疗过程中没有尊重病人的各项人身权利，由服务行为、服务态度的不完善而引起的患方身体上精神上的损害。

在鉴定书中，诊断相关、治疗相关、其他医疗侵权是多选题的 3 个选项。因此，运用 SPSS 多选题分析模块。在所调查的 415 例鉴定案例中，这 3 种争议原因的分布如表 4-5 所示。

因此，应答总数是 1248 次，应答例数是 415 人。

表 4-5　争议原因的分布　　　　　　　单位：例

争议原因	是	否	缺失值	合计
诊断相关	135	279	1	415
治疗相关	386	27	2	415
其他侵权	56	355	4	415

可见，无论从频数比重还是从例数比重来看，治疗相关都是最频繁的争议原因之一。也就是说，93.5％需要鉴定的医疗纠纷中患者都认为存在治疗出错所造成的医疗损害（表 4-6）。

表 4-6　争议原因的比重

争议原因	是/例	频数比重/％	例数比重/％
诊断相关	135	23.4	32.6
治疗相关	386	66.9	93.5
其他侵权	56	9.7	13.6

诊断相关的医疗纠纷，占总频数的 23.4％。因此，诊疗相关的医疗纠纷总数占全部案例的 90.3％。这个结果显示，医疗事故技术鉴定案例绝大多数是由治疗过程中医疗技术方面的原因造成的。

2. 医方就"争议原因"的辩解

在所有案例中，医方承认在医疗纠纷损害中有医疗过失的仅有 3 例，占样本的 0.72％。除另外 3 例此项缺失外，其他案例中医方均认为自己在医疗纠纷中无过失。样本中，医方认为自己在医疗纠纷中对医疗损害负有责任的仅有 2 例，另外有 3 例此项缺失，在其余 99.5％的案例中医方都认为自己没有责任。

3. 损害结果

损害结果是医疗纠纷中的客观事实部分。在医疗事故技术鉴定书中将损害结果分为死亡、伤残等级、未达到伤残的功能障碍、无功能障碍的人身损害这四类。

其中伤残等级有 10 级（表 4-7），并与医疗事故等级一一对应。

表 4-7　医疗事故等级与伤残等级

医疗事故等级	伤残等级
一级甲等	死亡或Ⅰ级
一级乙等	Ⅰ级伤残
二级甲等	Ⅱ级伤残
二级乙等	Ⅲ级伤残
二级丙等	Ⅳ级伤残
二级丁等	Ⅴ级伤残
三级甲等	Ⅵ级伤残
三级乙等	Ⅶ级伤残
三级丙等	Ⅷ级伤残
三级丁等	Ⅸ级伤残
三级戊等	Ⅹ级伤残
四级	无

下面将损害结果（表 4-8）依照四类（表 4-8）及 10 级伤残等级列表。

表 4-8　损害结果分类

损害结果	频数	比重/%
死亡	122	29.40
残疾合计	67	16.14
Ⅰ级伤残	5	1.20
Ⅲ级伤残	1	0.24
Ⅳ级伤残	3	0.72
Ⅴ级伤残	3	0.72
Ⅵ级伤残	6	1.45
Ⅶ级伤残	5	1.20
Ⅷ级伤残	17	4.10
Ⅸ级伤残	8	1.93
Ⅹ级伤残	19	4.58
功能障碍	181	43.61
无功能障碍	44	10.60
缺省值	1	0.24
合计	415	100

由表 4-8 可以看出，医疗事故鉴定案例中患者死亡的比重占 29.40%，是所

有损害结果分类中比例最高的，且远远高于损害结果为残疾的案例比重。死亡或有明显功能损害的（即死亡、残疾和功能障碍）合计比重为 89.15%。从中可以发现，医疗事故鉴定案例大多数是损害结果较为严重的。

第一，损害结果与争议原因的关联性（表 4-9）。

表 4-9　治疗有误与损害结果　　　　　　　　　　单位：例

	无功能障碍	残疾	功能障碍	死亡	合计
治疗有误	42	65	165	114	386
治疗无误	2	2	16	7	27
合计	44	67	181	121	413

由表 4-9 可见，患者认为治疗无误的仅有 27 例，占样本总量的 6.54%。无功能障碍的患者认为治疗无误的占所有无功能障碍案例的 4.55%；损害结果为残疾的案例中患者认为治疗无误的占 2.99%；损害结果为功能障碍但未达到残疾的案例中患者认为治疗无误的占 8.84%；患者死亡的案例患者认为治疗无误的占 5.79%。

统计结果显示，无论损害结果为哪一类，患者认为治疗有误的都占了绝大多数（90% 以上）；相对而言损害结果为残疾的患者认为治疗无误的比例最大；损害结果为功能障碍但未达到残疾的患者认为治疗无误的最少。

第二，损害结果与医院级别的关联性（表 4-10）。

表 4-10　损害结果与医院级别

医院等级	无功能障碍	残疾	功能障碍	死亡	合计
三级医院	30	33	126	92	281
二级医院	8	22	27	18	75
一级医院	1	0	1	4	6
未定级医院	5	12	27	8	52
合计	44	67	181	122	414

除去缺省值后，在所有案例中三级医院的鉴定案例有 281 例，占 67.87%。每一项损害结果的案例数分类中，都发现属于三级医院的案例最多，比例都接近或超过一半。无功能障碍案例中被鉴定医疗机构为三级医院的有 30 家，占 68.18%；在残疾的案例中被鉴定医疗机构是三级医院的有 33 家，占 49.25%。因此，可以认为医疗事故技术鉴定大部分发生在三级医院。

同时，鉴定案例的损害结果以功能障碍比例最高（占 43.72%），死亡比例次高（占 29.47%）。发生在三级医院的案例的损害情况也是如此。

第三，损害结果与申请鉴定机构的关联性（表 4-11）。

表 4-11 损害结果与鉴定申请机构

部门	死亡	残疾	功能障碍	无功能障碍	合计
卫生行政部门	56	43	90	19	208
法院	64	24	89	25	202
合计	120	67	179	44	410

Pearson χ^2 值为 6.659，$P=0.084$，认为构成比不具有显著性差异。因此表 4-11 显示，法院或卫生行政部门提起的鉴定案例中各种损害结果的分布具有一致性。从而表明，不同损害结果的案例对于选择卫生行政部门介入调解处理还是选择法院进入诉讼程序并没有显著性差异。

4. 医疗纠纷的解决途径

医疗纠纷发生后，既可以通过患方和医方协商谈判解决，也可以通过向卫生行政部门投诉通过卫生行政部门的介入而解决，还可以到法院通过诉讼的途径解决。不同的解决途径，决定了不同的鉴定申请机构。如果选择医患双方协商，就是医患双方共同为鉴定申请人；如果选择卫生行政部门的调解，医疗事故技术鉴定的申请人就是卫生行政部门；如果选择了诉讼，在诉讼过程中必然是法院作为申请人提起鉴定。因此，从不同的鉴定申请人可以逆向推论出医疗纠纷所选择的解决途径。

一般而言，进入医疗事故技术鉴定的案例是医疗损害较为严重、患方意见较大的案例。因此，从医疗事故鉴定结果中可以得到有关损害结果较为严重的医疗纠纷的解决方式。

表 4-11 结果说明，不同损害程度的鉴定案例在由法院或卫生行政部门提起鉴定上并没有显著性差异。同时根据前面部分的分析，在医疗事故技术鉴定的发起者中，卫生部门与法院所占的比重没有显著的统计学差异。因此可以说明，进入鉴定的医疗纠纷在选择行政调解或司法诉讼作为解决途径时并没有倾向性。

四、医疗事故技术鉴定结果

（一）医方过失情形分析

医方过失情形分析如表 4-12 所示。

表 4-12 医方过失情形分析

过失分类	频数	次数比重/%	人数比重/%
违法	18	6.7	8.9
违反医护规范	132	49.3	65.3
忽略义务	118	44.0	58.4
合计	268	100.0	132.7

　　表 4-11 显示的是某一选项的肯定选择频数、有效应答频数和有效应答人数的比较，即将选项均为否定的案例和缺省的案例一齐排除在外。明确这个前提后，可以发现，在所有医疗机构有过失的医疗鉴定案例中，最频繁发生的过失是违反医护规范（占 65.3%），然后是忽略其他医护人员的义务，占所有医疗机构有过失的医疗鉴定案例的 58.4%。

（二）医疗事故比例和医方过失分析

医疗事故比例如表 4-13 所示。

表 4-13　医疗事故比例

分类	频数	比重/%
是医疗事故	150	36.1
非医疗事故	262	63.1
缺失值	3	0.7
合计	415	100.0

　　总体的医疗事故鉴定阳性率为 36.1%，提示大部分的患方：起诉到法院或者上报到卫生行政部门要求作医疗事故鉴定并不能鉴定为医疗事故。

1. 鉴定阳性率和申请鉴定机构的关系

鉴定阳性率与申请机构的关系如表 4-14 所示。

表 4-14　鉴定阳性率与申请机构　　　　　　　　　　　　　单位：例

机构	事故	非事故	合计
卫生行政部门	87	119	206
法院	61	141	202
合计	148	260	408

　　做四格表 χ^2 检验，发现 Pearson χ^2 值为 6.391，$P=0.011$，OR$=1.69$[①]。可得出构成比有显著性差异。因此可以判断不同鉴定委托方委托的鉴定医疗事故阳性率有差别。其中，卫生行政部门委托的医疗事故技术鉴定阳性率为 42.2%，法院委托的鉴定阳性率为 30.2%。可见，卫生行政部门提起鉴定申请更容易鉴定为医疗事故。

2. 医疗事故与非医疗事故的医方过失与因果关系

　　根据医疗事故的定义，医方一定存在某种过失，且过失与损害之间有一

---

　　① OR 值，即比值比，为流行病学词汇，指病例组中暴露人数与非暴露人数的比值除以对照组中暴露人数与非暴露人数的比值。

定的因果关系，同时医方负有一定的责任的案例，才会判定为医疗事故。如果医疗服务过失、因果关系和责任三种有一者不存在，那么就不能判定为医疗事故（表4-15）。

表 4-15　医疗事故与非医疗事故的医疗机构过失分析

分类	医疗事故			非医疗事故		
	频数	次数比重/%	人数比重/%	频数	次数比重/%	人数比重/%
违法违规	11	3.1	7.4	7	10.3	12.1
违反医护常规	116	32.9	77.9	16	23.5	27.6
未尽医护义务	74	21.0	49.7	44	64.7	75.9

　　从表4-13可知，非医疗事故鉴定案例有262例。并筛选得到医疗机构既没有医疗服务过失，医疗行为与损害也没有因果关系，也没有任何损害责任的案例有201例，占所有非医疗事故案例的76.7%，占全部鉴定案例的48.8%。其他的61例非医疗事故，医疗机构是存在某种过失的。此项数据说明，有48.8%的采取鉴定的医疗纠纷实际上医疗机构是不存在过失的。

　　表4-15对262例非医疗事故的案例关于"医疗服务过失、未尽医护义务、违法违规、违反医护常规、有因果关系"这几项进行多选题分析。发现其中44例（占16.8%）鉴定中医疗机构有未尽义务，有7例（占2.7%）鉴定结果显示医疗机构的行为违反了医疗卫生管理法律法规，有16项（占6.1%）案例的鉴定结果认为医疗机构存在违反诊疗护理规范、常规的现象。因此，可以判断在非医疗事故的鉴定案例中医疗机构的过失主要在于没有尽到其应尽的义务。

　　对鉴定为医疗事故的案例进行分析（见表4-15），发现违反医疗卫生管理法律法规的案例有11例，占150例医疗事故的7.3%，与非医疗事故2.7%的违法比例有较大差别。医疗事故中医疗机构的过失也是主要集中在违反诊疗护理规范、常规方面，此类案例占所有医疗事故例数的77.3%。

3. 医疗事故等级分布

医疗事故等级分布如表4-16所示。

表 4-16　医疗事故等级和鉴定申请方

项目	非医疗事故	一级	二级	三级	四级	合计
卫生行政部门	119	30	5	35	17	206
法院	141	28	2	20	11	202
医患双方	2	2	0	0	0	4
合计	262	60	7	55	28	412

　　根据表4-16计算卫生行政部门和法院在医疗事故等级分布上的差异，

Pearson $\chi^2=8.554$，$P=0.073$，在显著性水平为 0.05 情况下认为非医疗事故以及不同等级医疗事故在法院和卫生行政部门的分布是一致的。

图 4-7 显示 150 例医疗事故中，比例最高的是一级医疗事故，有 60 例，占所有医疗事故的 40%。三级医疗事故有 55 例，占 36.7%，四级医疗事故比例仅为 18.7%，而比例最小的是二级医疗事故（占 4.7%）。

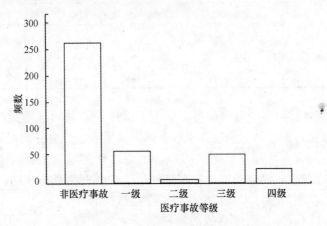

图 4-7　医疗事故等级分布

4. 医疗事故的影响因素

应用二分类变量 logistics 回归分析影响医疗事故技术鉴定结果的因素。以变量 shigu 作为应变量，代表鉴定结果是否为医疗事故，以患者年龄、性别、委托鉴定方、医疗机构级别、院方是否治疗有误、院方是否诊断有误、院方是否有其他侵权行为、医疗行为的损害结果为协变量。其中医疗机构级别和医疗行为的损害结果是多分类变量，采用哑变量变换。损害结果的水平有四层，依次是无功能障碍、功能障碍、残疾、死亡，哑变量变换时以死亡为对照类别（reference category）；医疗机构级别水平有三层，依次是三级医院、二级医院、一级医院、未定级医院，哑变量变换时以未定级医院为对照类别（refeerence category）在变量进入方法上，分别选用进入法（enter）（表 4-17）、逐步向前条件法（forward conditional）（表 4-18），并对两者的结果进行对比。

表 4-17　进入法选入的协变量情况

项目	B	S. E.	wald	df	Sig.	Exp (B)	95.0% C. I. for Exp (B)	
							lower	upper
性别	0.052	0.294	0.031	1	0.86	1.053	0.592	1.872
年龄	−0.004	0.007	0.373	1	0.541	0.996	0.983	1.009
委托方			1.311	2	0.519			
委托方 (1)	−0.354	1.714	0.043	1	0.836	0.702	0.024	20.188

项目	B	S.E.	wald	df	Sig.	Exp（B）	95.0% C.I. for Exp（B） lower	upper
委托方（2）	−0.672	1.714	0.154	1	0.695	0.510	0.018	14.692
医院级别			12.839	3	0.005			
医院级别（1）	−1.203	0.439	7.496	1	0.006	0.300	0.127	0.710
医院级别（2）	−0.105	0.506	0.043	1	0.836	0.901	0.334	2.429
医院级别（3）	−0.957	1.054	0.825	1	0.364	0.384	0.049	3.028
诊断有误	0.077	0.323	0.057	1	0.811	1.08	0.574	2.035
治疗有误	−0.015	0.619	0.001	1	0.981	0.985	0.293	3.315
其他侵权	0.251	0.449	0.312	1	0.577	1.285	0.533	3.1
损害结果			42.391	3	0.000			
损害结果（1）	−1.683	0.477	12.448	1	0.000	0.186	0.073	0.473
损害结果（2）	−2.131	0.338	39.633	1	0.000	0.119	0.061	0.231
损害结果（3）	21.118	4793.937	0.000	1	0.996	1.48×10^9	0.000	
常数	0.801	2.284	0.123	1	0.726	2.228		

以 $P=0.05$ 为选入标准，发现性别、年龄、委托方、诊断有误、治疗有误、其他侵权这几个变量均可以被剔除，剩下的协变量有医院级别和损害结果。

使用逐步向前条件法的 logistic 回归统计分析结果显示 hosmer and lemeshow 统计量为 1.631，自由度是 6，$P=0.95$，说明模型拟合良好。

表 4-18 逐步向前条件法筛选的变量

项目	B	S.E.	wald	df	Sig.	Exp（B）	95.0% C.I. for Exp（B） lower	upper
医院级别			15	3	0.00			
医院级别（1）	−1.28	0.43	9	1	0.00	0.28	0.12	0.64
医院级别（2）	−0.15	0.49	0.1	1	0.77	0.86	0.33	2.28
医院级别（3）	−1.04	1.01	1.1	1	0.30	0.35	0.049	2.54
损害结果			44	3	1.25×10^{-9}	0		
损害结果（1）	−1.66	0.47	13	1	0.00	0.19	0.075	0.48
损害结果（2）	−2.08	0.32	41	1	1.32×10^{-10}	0.12	0.065	0.23
损害结果（3）	21.19	4797.76	0	1	0.99	1.59×10^9	0	
常数	0.82	0.43	3.6	1	0.06	2.27		

表 4-18 显示，逐步向前条件法选择的变量都满足纳入标准。医院级别（1）表示三级医院和未定级医院相比的情况，OR 值是 0.28 表明三级医院比未定级医院更不容易产生医疗事故；二级医院的 OR 值是 0.86 大于三级医院的 OR 值，说明二级医院的医疗纠纷比三级医院更容易鉴定为医疗事故。

损害结果（3）代表损害结果为残疾，OR 值极大，说明比损害结果为死亡的纠纷更加容易被鉴定为医疗事故，而无功能障碍和功能障碍都比死亡案例更不可能鉴定为医疗事故。

Nagelkerke $R^2 = 0.573$，说明应变量的变异通过回归模型被自变量解释的比例只有 57.3%。

表 4-19　预测情况

分类	预测为非事故	预测为是事故	预测正确比重/%
观测为非事故	251	10	96.17
观测为是事故	65	83	56.08
合计预测正确比重			81.66

可见总体预测准确率为 81.66%，对于非事故的预测准确率更高（96.17%），而对于是事故的准确率较低（56.08%）。因此，利用此回归模型更能预测一件医疗纠纷是否可能被鉴定为事故。从表 4-18 可以发现，三级医院 OR 值最低，被鉴定为医疗事故可能性低；功能障碍的案例也被鉴定为医疗事故的可能性也较低。

5. 鉴定处理时间

以日为单位，计算从提起鉴定到得出鉴定结果的间隔时间。这段间隔时间就是鉴定处理时间。

对鉴定处理时间的分布作正态分布的 K-S 拟合优度检验，发现其 $Z = 4.456$，$P = 0.000$，因此可以判断鉴定处理时间的分布不是正态的。其算术平均值是 48.65 日，中位数是 40 日，最小值是 0 日，最大值是 427 日，$P25$ 是 30，$P75$ 是 53.50。处理时间 100 日以下的占 92.7%。因此，大部分鉴定的处理时间是 53.5 日以下，一半的案例集中在 30～53.5 日，而 7.3% 的案例可能需要 100 日以上。由此可见，医疗事故技术鉴定所需时间比较长，大部分都要 1 个月以上。

根据《医疗事故技术鉴定暂行办法》第四章第十二条规定"医学会应当自受理医疗事故技术鉴定之日起 5 日内，通知医疗事故争议双方"，"当事人应当自收到医学会的通知之日起 10 日内提交有关医疗事故技术鉴定的材料、书面陈述及答辩"。

第六章第二十七条规定"医学会应当自接到双方当事人提交的有关医疗事故技术鉴定的材料、书面陈述及答辩之日起 45 日内组织鉴定并出具医疗事故技术鉴定书。"保守估计省内文件传递单程所需的时间为 10 日，自受理医疗事故技术鉴定之日起 60~80 日可以出具医疗事故技术鉴定书。然而统计结果表明 10.2%的案例鉴定处理时间在 80 日以上，这说明鉴定处理时间依然没有严格遵照鉴定暂行办法。

第五章 医患双方协商解决机制研究

近年来，医疗纠纷数量的增长及严重程度的加大，对社会及人们的生活造成的负面影响越来越大。

《医疗事故处理条例》规定了处理医疗纠纷、医疗事故争议的三条途径，即医患双方自行协商解决、向卫生行政部门提出处理申请、向人民法院提起民事诉讼。医患双方自行协商解决是医疗纠纷处理的基本途径[1]。2008 年 11 月，在海口市召开的中国医院协会第三届自律与维权大会提供的资料显示，全国每年发生的医疗纠纷数平均为 1300 万件左右，其中法院系统受理医疗纠纷案件总量为 4.5 万～5 万件，以诉讼方式解决的仅占 3.8%。绝大部分医疗纠纷仍然通过医患双方协商解决[2]。

从以上数据可知，医疗纠纷协商机制已经成为我国目前解决医疗纠纷的最基本的、最主要的纠纷解决方式之一，并且在以后的一定时期内将继续发挥着重要的作用。因此，本章着重从医疗纠纷协商解决的现状，解协议中的法律问题和医患双方协商解决的适宜条件等三个方面来分析，从而能对医疗纠纷协商的理论模型的建构提出针对性的建议。

第一节 医疗纠纷协商的现状分析

一、协商方式的基本情况

在本研究调研中得知，某医院每年收到与医疗纠纷相关的投诉达 100 多起，其中，进入纠纷处理的有 50～60 件。每年产生"医闹"的纠纷比例大约占进入纠纷处理程序的 50%。例如，患者家属停尸在门诊、在医院拉上横幅。严重的"医闹"可能会出现暴力冲突，但最后还是协商。因此，处理医疗纠纷时，每年进入司法程序的不到 5%，行政调解的不到 1%，绝大多数是医患双方协商。该医院的负责人在访谈中也提到了该院处理医疗纠纷的主要方法，他说："本院的处理方式没什么独特之处，每年赔偿的数额增长较快。主要是协商为主。"

协商是指为了取得一致意见而共同商量。医疗纠纷协商指纠纷双方当事人，在没有第三方介入的情况下，就医疗纠纷进行谈判、商量取得一致意见，消除争议，建立新的权利义务关系。通常是医患双方就医疗纠纷进行交涉、谈判、达成协议[3]。在我国，《医疗事故处理条例》第四十六条规定，发生医疗事故的赔偿等民事责任争议，医患双方可以协商解决；第四十七条规定，医患双方协商解决医疗事故的赔偿等民事责任争议的，应当制作协议书。从此，协商解决这一医疗纠纷处理方式由幕后走向了台前。目前在德国，通过当事人之间的对话协商这一方式解决的医疗纠纷占有相当的比例[4]。在我国台湾地区，协商和调解解决医疗纠纷的比例达 80%。究其医疗纠纷产生的原因，在本研究的调研访谈中，某医院负责人说："本院的医疗纠纷近几年呈逐年上升趋势，处理的难度越来越大，其首要原因在于体制机制不健全。其次，资源配置不合理，大医院集中了大量的资源，导致大医院医生工作量增加。再次，病人的维权意识逐渐增强。最后，社会环境中对医护人员的舆论导向大多是负面的。以上原因导致医疗纠纷逐年增多，一旦纠纷出现，医患双方都要各自维护自己的利益。现在是医生看病的时候胆战心惊，病人看病的时候防范心理很重。"而患方认为医方为了追求更多的利益，加大工作量，缩短诊疗时间，缺乏耐心。额外诊疗、开大处方等现象的产生，必然会引起他们的注意。

二、协商解决医疗纠纷的特点

协商本身也是一种民事法律行为，只要不违法就受法律保护，协商达成的协议，与其他一切契约一样，具有合同法上的效力，因协议履行发生的争议相对于医疗纠纷具有独立性。合法的协商协议虽不具备强制执行的效力，但依法受到保护。医患双方协商解决医疗纠纷不同于法律诉讼和行政处理，是医患双方通过协商的形式，在平等自愿的基础上，本着互谅互让的精神达成协议，自行解决医疗纠纷的一种手段。医疗纠纷的协商解决与诉讼相比具有灵活、方便的特点，主要体现在以下四点：缓解矛盾，尽快平息；便捷，高效，低成本；减轻司法部门负担；避免纠纷事实的公开化[5]。

任何事物都具有两面性，在看到医疗纠纷协商解决机制的特点、优点的同时，我们也应该清楚它带来的弊端。首先，医疗纠纷往往是复杂的。在医学诊疗过程中，医患掌握医学信息量的不同，造成医患双方医疗信息的不对称，导致事态发展的两个方向：一方面是患方以暴力、曝光相要挟，漫天要价；另一个方面就是医方利用医学的前瞻性和不确定性随意搪塞患方，作出不合理的补偿。因此协商不能完全体现公平公正[6]。其次，医院作为公立的医疗机构，是国有资产的一部分。如果，医院为了尽快息事宁人，保全自身声誉，出超高的价格来平息医疗纠纷，这种行为就属于非法处置国有资产，需要承担相应的法律责任。最后，和解的结果是以协议的形式来体现的。双方签订的协议具有合同的性质，合同的成立与否，是否受到法律的保护，都取决于合同的订立程序及合同的内容。相对来说，医患双方对于有效合同的达成及相应的法律知识并不是很了解。因此，和解协议很容易存在法律漏洞，造成"回头案"频发。

三、协商解决医疗纠纷的程序

关于医疗纠纷处理过程，在调研中，某医院医务负责人根据其实际工作经验，说："一旦发生了纠纷，医务科先调查、取证，把病人带到医务部门来全面负责。院内医疗鉴定委员会会立即行动起来进行充分调查。先是责任认定；如有损害，再定性是否违反操作规程、常规以及违法；接下来再看伤害程度，以及是否是病人病情演变过程的必然结果等。如是否进行了告知义务？病人签字同意或不同意？然后再跟病人及家属沟通，告知他们有哪些维权途径。如果是医院的过错，先协商赔钱底线，再使用上级卫生部门。如果患方采用停放尸体、摆花圈、堵门等形式，我们会立即通知卫生局医政科，同时通知公安局介入，维持秩序。"

"目前在中国，协商解决医疗纠纷在 ADR 中占主要地位。"在本次调研中，某市某医学会负责人如是说。因此，我们有必要将协商解决医疗纠纷的一般过程加以分析、总结，为更多的人正确、合理地运用协商提供参考。

经调查发现，协商并无规定的程序，大多是根据各医院的传统习惯及纠纷发生的严重程度灵活变化的。然而，在进行协商时，理论上一般要经过以下四个阶段。

阶段一：计划与分析。对通过协商解决纠纷的利弊进行分析估计，对自己在协商中的主张和策略作出决策。全面了解事实，熟悉有关法律和惯例，明确通过协商要达到的目的，分析采用其他解决方式的利弊等都是在这一阶段中需要考虑到的。这种分析在复杂的协商过程中还可能反复多次。

阶段二：互相沟通。双方通过沟通，得到对方的信息后，可以对协商的条件作出基本判断。例如，对方是否有诚意；协商是否有价值和成功的可能，自己的要价是否合理，作出让步的限度在哪里等。沟通过程中最重要的是倾听对方的意见，从而最大限度地获取信息。出价是这一阶段的关键，甚至决定着谈判的成败。出价过高会使差异拉大，降低成功的可能性；过低则可能使自己遭受损失，增加不必要的代价，因此必须格外慎重。

阶段三：让步。通常，当事实和理由都已经明确之后，双方要进行一番讨价还价，出价的一方或双方在原有的出价基础上作出一定让步，最终达成双方可以接受的方案。这是协商的实质阶段。为了达成和解，让步和妥协一般是必要的，关键在于掌握好作出让步的时机和限度，而这很大程度上取决于当事人在谈判中确定的目标和策略。

阶段四：签订协议。签订协议的双方必须是有民事权利能力和行为能力的当事人。患方合法主体：患者本人或其授权代理人；未成年人的监护人；无民事行为能力或限制民事行为能力患者的监护人；死者的合法继承人。医疗机构的主体为建立医患关系的医疗机构或其法人。协议应当为双方自愿，不得有欺诈、胁迫等行为；协议条款不违背我国法律。双方认定为医疗事故的，《医疗事故处理条例》规定的协议条款如下：应当载明医患双方的基本情况；医疗事故的原因；医患双方共同认定的医疗事故的等级；协商确定的赔偿数额；医患双方的签名[7]。

四、协商解决医疗纠纷的形式

协商，在非诉讼解决理论中又称为谈判或交涉（negotiation）。医疗纠纷中协商的存在形式有以下几种：医方代表和患方代表直接谈判、医方律师及代表与患方律师及代表谈判、"医闹"。

医方代表和患方代表直接谈判是协商的基本形式，可能出现如下问题。第一，患方有一种弱者心理，担心被欺负与蒙骗，因此往往狮子大开口，漫天要价，致使医院无法承担，协商失败。第二，在课题调查中，我们了解到在纠纷发生后很快签订了协议书，后来很可能因为患方发现新的对他们有利的信息而反悔。第三，直接谈判时，患方容易情绪激动，无法理性决策，而"当事人具有进行判断和权衡的理性或能力"[16]是谈判的必要条件之一。

医方律师及代表与患方律师及代表谈判是协商中较合理的形式。原因有二：第一，患方在医学信息和法律知识上的劣势，医患直接协商，纠纷即使解决，也不一定是公正的。因为"谈判是在事实和标准较清晰、当事人有一定判断能力的情况下"[16]采用的解纷方式。而医疗纠纷中患方对事实和赔偿标准的认识还不甚清晰，需要专业医学和法律人士的支持。第二，患方在受到医疗损害后往往情绪激动而且缺乏医疗知识和法律知识，医方也需要医事法学专门人才替自己谈判，因此演化为双方聘请律师进行谈判。当事人之外的律师的介入，不仅使谈判更加合法化，而且还缓和了双方的对立状态。在实际应用中，某市医院负责人说："如果双方都聘请律师，都通过律师来协商，这样会更理性些。因为律师都比较了解法律。然而，当前患方不习惯于聘请律师。"

"医闹"是协商的异化形式。"医闹"是21世纪的新名词，是医患双方之间的一种纠纷解决方式，是由患方主动采取的行为。其性质是暴力博弈，即无视法律道德等文明秩序的赤裸的利益争夺游戏，其规则只有一条：趋利避害。

近几年来，平均每家医院发生医疗纠纷66起，患者打砸医院事件5.42起，打伤医师5人[8]。可以看出，医疗纠纷暴力博弈已经不是个别现象，而是普遍存在的。比如，在医院门口拉横幅阻碍交通、在医院大厅停放尸体、破坏医院设施、攻击医院工作人员等。"医闹"放弃了对正义的寻求，放弃了对事实的判断，偏执于自己主观的判断，将纠纷处理退化为赤裸的利益要求，采取暴烈的手段威胁他人满足其要求，其最终仍是走向协商。

协商解决医疗纠纷，程序简单，历时短，处理快，成本低，理所当然地成为现在解决医疗纠纷的主要方式。但应当注意的是，作为私法自治原则具体体现的协商方式，不能是无原则的，必须符合相关法律规定。

第二节　协商解决医疗纠纷的法律问题分析

协商是当事人双方在平等、自愿的基础、共同商量而达成一致意见的结果，然而，由于医疗知识的专业性、医疗技术的复杂性及个体的差异性等条件的限制与约束，医患双方当事人很难达到对纠纷事实认知上的平等，也难以认清事实。在这种条件下达成的协议，往往存在较多的问题，从而引起"回头案"的频发。因此，本书以协商中的医疗事故技术鉴定和协议签署这两个重要方面进行法律分析，以更清楚地明确协商解决医疗纠纷的公平性、合理性。

一、医疗事故技术鉴定法律问题

按是否进行了医疗事故鉴定，协商主要分以下两种情况：一是未进行医疗事故鉴定的协商；二是进行医疗事故鉴定后的协商。

《医疗事故处理条例》第二十条规定：医患双方协商解决医疗事故争议，需要进行医疗事故技术鉴定的，由双方当事人共同委托负责医疗事故技术鉴定工作的医学会组织鉴定[9]。该条例中只是表明"需要鉴定的前提下"即可鉴定，并没要求必须鉴定。可见，医疗事故技术鉴定并不是协商解决医疗纠纷的必经程序。另外，医院为了正常的医疗秩序，为了维护自身的名誉，则尽力避免医疗事故技术鉴定。患者也因担心鉴定部门或者成员的公正性问题而放弃医疗事故的技术鉴定。双方就会草率地就赔偿等事宜协商并达成协议。这在一定程度上违背了"协商应该以事实清楚、责任明确为前提"，为协商中的不合理赔偿准备了温床。

医患双方在协商时就赔偿金额未达成一致意见而产生争执时，往往会选择医疗事故技术鉴定，想通过鉴定明确损害等级、赔偿标准，使协商更加公平、公正。目前，对医疗纠纷责任认定的途径有二：医疗事故技术鉴定和司法鉴定。不同程度损害的医疗纠纷，医患双方都会期望选择对自己有利的处理模式。由于医疗事故技术鉴定的组成成员大多是具有医疗专业知识和技能的医师，对临床疾病情况的变化和转归都有全面的熟悉和把握，再加上同行业之间同情、理解的主观思想，一般会作出更倾向于医方的判定结果。所以，医方一般选择医疗事故技术鉴定。而患方则希望作司法鉴定，由法院指定鉴定机构。因为司法鉴定的法医对临床专业不熟悉，也并非临床医学界内人士，所以更可能得出对患者有利的鉴定。而且，患方有可能可以通过私人关系影响司法鉴定的结果。处理中存在这样的法律和条例的双轨制的问题，且条例的法律效力往往处于较低的地位，使得医疗纠纷责任认定也存在一定的分歧。

关于医疗事故的损害等级，赔偿标准，《医疗事故处理条例》在第四条、第四十七条及第五十条已经初步规范了医疗事故的分级，协商解决医疗纠纷的内容和赔偿标准。但在实际运用中，这些规定标准的精确程度及其适用性仍存在一些问题。在本课题调研中，某市医学会医疗技术鉴定处负责人说："医疗事故鉴定规定标准几级医疗事故不好判定，应更细化更符合情况一些，实际中曾出现认知和规定不一样的标准，实际很轻而规定中很重。"同时，协商解决医疗纠纷，作为民事纠纷中的一种，其协商解决的赔偿数额等同样可以参照《中华人民共和国民法通则》来进行。根据《中华人民共和国民法通则》，赔偿额度大，根据《医疗事故处理条例》赔偿额度小。这又是一个赔偿标准的双轨制问题。因此，某市某医院负责人在本次调研访谈中提出："国家要有各种方法统一的标准，其他的只是作为辅助。合并双轨制，出台《医疗事故处理法》。"

二、和解协议书的法律效力问题

《医疗事故处理条例》第四十七条明确规定：协商解决纠纷应制作协议书。医疗纠纷协商解决属于民事法律行为，协商条件下产生的协议也归属于合同的范畴，其法律效力比较弱，日后，只要一方对已经签订好的协议产生不满，则可以进行再次诉讼[10]。如果签订的协议中有漏洞，出现签订协议的双方当事人身份不正确、协议内容与该条例规定的不符合，或者协议中出现剥夺另一方请求权利的语句（如，不得以任何理由上诉）等，则视该协议无效。

1. 协议主体及其内容的法律问题

医患双方签订和解协议属于民事法律行为，根据《中华人民共和国民法通则》第五十五条的规定，一个有效的民事法律行为包括三个方面：一是行为人具有相应的行为能力；二是意思表示真实；三是内容不违反法律和社会公共利益。医疗纠纷签订协议的主体，医方应以医疗机构的名义签订协议，患方应由本人或其法定代理人签订，已经死亡的，应由有继承权的人共同签订。《医疗事故处理条例》第四十七条提到：协议书应当载明双方当事人的基本情况和医疗事故的原因、双方当事人共同认定的医疗事故的等级及协商确定的赔偿数额，并由双方当事人在协议书上签名。由于种种原因的限制，医方在协议中往往会回避纠纷原因、性质及医疗事故的等级等的认定情况。比如，医院的诊疗行为符合医疗常规，没有任何过错，患者的损害后果与医疗行为之间没有因果关系，本协议是给予人道主义的补偿。一旦被鉴定出构成事故，则签订协议的基础不复存在，协议可能被认定为无效。

2. 协议本身的法律效力问题

医疗纠纷和解协议书属于合同范畴。《中华人民共和国合同法》第一百二十二条规定，因当事人（比如医方）一方的违约行为，侵害对方人身、财产权益的，受损害方（比如患方）有权选择依照本法要求其承担违约责任或者依照其他法律要求其承担侵权责任。根据该规定，患者在医疗过程中人身受到损害既具有违约性质又具有侵权的性质，因而医疗纠纷系侵权法律关系和医疗服务合同法律关系的竞合。在此情况下，患方若认为医院存在违约行为时，可以以医疗服务合同纠纷起诉，也可以以侵权为由进行解决。但一般患方不选择医疗服务合同纠纷起诉，原因有两个方面：一是合同要求详细且明确的双方主体、内容、性质，但这些在实施医疗行为前的合约（同意书）中并未详细明确，如医疗行为实施方式、医疗价格及违约责任等；二是实施医疗行为前的合约并不是在双方平等自愿的基础之上的，患者有选择医院，选择医生的权利，而医生却不能拒绝患者。

从侵权责任看，医疗机构侵害了患者的生命健康权，理应承担侵权损害赔偿责任。但是，如果医患双方已经就他们之间存在的医疗纠纷签订了合法有效的协议书之后患方反悔，又向法院提起诉讼的，这种诉讼就不再存在违约责任和侵权责任的竞合问题，因为协议——这一合同关系的建立已消灭了医患之间初始建立的医疗服务合同关系，同时违约责任过错造成的侵权应承担的民事责任达成了合意，对原有的侵权事实起到了终止作用。此时，患者只能就该协议书提出合同之诉，而不能提起侵权之诉[11]。

虽然协议书这一合同形式的法律效力比较低，但是它是双方当事人自愿达成的，因此，一般当事人都会自觉地履行协议书所确定的内容。关于协商后的效果，在本研究的访谈中，两市的两家医院的负责人分别说"通过协商，一般患者家属100％的认可"；"协商后，双方比较满意。虽有后续纠纷的发生，但很少"。从本质上讲，没有必要从法律上规定协议书的法律强制效力。因为协议书签订的程序非常灵活，协商自由度很大，为了防止出现不公平、不公正等负面影响，也不应规定协议书的法律强制效力。如果赋予协议书法律强制效力，协商过程中出现的隐性强制等就很难预防。协议书是协商这一民事法律行为下的结果，它是公民民事权利实现的一种体现，但它并不因此而剥夺公民的行政权力和司法权力，因此，有效的协议书中不能出现"签订该协议后，患方放弃基于此的一切权利，不得以任何理由反悔和上诉"。

某些"私了"不了、"回头案"等情况的发生，多数是因为协议中的内容存在纰漏或者语言不当。因此，自觉地完善、规范协议书签订的形式和内容相当重要，而不是单纯地依靠法律来强制这一灵活性很强的协商行为。

第三节　　医患双方协商解决的适宜条件分析

随着医疗纠纷数量的逐年上涨，其非诉讼解决方式已受到越来越多人的重视，而作为非诉讼解决方式之一的协商，更是在医疗纠纷的解决中发挥着越来越重要的作用。从本次调研的数据资料也可以看出，协商这一解决形式在解决医疗纠纷时占了相当大的比例。

在本次调研中，某医院院长助理说道，之所以大部分是通过协商来解决是因为：一是部分患者认为司法不公正，医患双方地位不平等，老百姓不愿进入司法程序；二是如果是行政调解，医患双方都不愿意，因为如果是医方的责任，除了赔偿之外，还要进行行政处罚，而患方则认为卫生局和医院站在同一利益场，也不愿意进入行政调解。在本次调研中，某医院的律师告诉我们，他认为在解决方式的选择问题上，医方基本上没有什么权利，一般都是患方选择，医方处于一种被动的状态，对于正当的要求，可以进行协商。而同一医院的另一位负责人却认为：协商不是很好的解决方法，会导致姑息妥协，造成医院资产流失，也会纵容患方，造成医患关系的不公正。在协商中，需要有公安部门介入，保证双方以和平方式解决，防止暴力威胁。但是现在公安部门配合并不好。

那么，到底在怎样的一种情况或者说是具备怎样的条件时选择协商会对医患双方都比较有利，对纠纷的解决起到一个促进的作用呢？本节将从纠纷解决的成本、效率、公平性及解决后遗留问题等方面来剖析这一问题。

一、协商解决的成本

协商解决医疗纠纷的一大优点是成本低廉。

对于患者来说，协商解决无疑会降低他们的成本。在这里，成本不仅仅是指经济上的成本，还包括时间成本和机会成本。顾名思义，经济成本在医疗纠纷解决中是指医患双方在纠纷解决过程中所花费和赔偿的金钱数额。而时间成本是指医患双方为解决某一纠纷所耗费的时间的价值。我们知道，时间即金钱。如果没有这些纠纷，或者纠纷解决快速，医患双方均会在所节省下的时间里创造更多对自己和社会都有用的价值。而机会成本是指为了得到某种东西而所要放弃的另一种东西。在纠纷解决中，是指为了得到补偿或赔偿而要放弃的其他一些东西，如工作、时间。

相比于协商，行政调解有卫生行政部门的参与，因其公平性受到质疑故鲜少有患者选择，导致赔偿这一经济成本的不合理。另外，调解也没有时间的限制，调解中只有三方（医方、患方、调解第三方）存在，调解第三方若出现主观倾斜，就会拖延时间，不利于调解进行，也不利于时间和机会成本的节约。诉讼无论是从时间还是经费上都要高于协商，如果协商能达成他们的索赔意愿，无疑大部分患方会优先选择协商。诉讼也有可能达成他们的索赔意愿，但是需要请律师、作医疗事故鉴定及经历法院审理等这一系列过程，所消耗的时间与精力都是很多患方不愿意付出或没有能力付出的。另外，还要考虑误工费、交通费及从偏远地方来到大城市的患者在大城市的食宿费等。对患方来说，这些成本是一笔不小的开支，即使胜诉了，这笔支出也不太可能由医院来赔付。因此，从解决纠纷的成本来看，协商将会是患方的第一选择。

从医方角度来说，"讼累"也着实困扰着他们。诉讼把纠纷公开化，不利于医院良好声誉的维持；诉讼耗费时间长，影响了医方正常的工作，不利于医院经济效益的提高。而且，从实践中来看，医方其实是没有选择权的，一般都是患方选择。当然，由于患方在专业方面处于劣势，医院有时也会希望通过协商来解决纠纷，尤其是医方本身的过失很大时，他们可能会希望通过协商来掩盖他们的过失。

另外，医方在纠纷没有闹大之前，一般还是倾向于选择协商，尤其对于一些民营的医院，因为对这些医院来说，名誉是很重要的，能让事故不曝光或者说局限于一个很小的范围，可以减少负面的社会公众注意力，在某种程度上也可以说是降低了医院的社会成本。本次调研中，某医院院长也说："民营医院要更珍惜医院名誉，希望媒体报道他的正面形象。民营医院抗风险能力较小，在服务质量上也要做得更好。因此，一般不倾向于诉讼和行政调解，而是选择使用协商。"而且患者若选择提起民事诉讼，法院可能会因为患方本身是弱势群体以及社会关注度的升高而让医院支付一个较高的赔付额。因此，医院从社会成本和诉讼的不利条件来考虑时，也会倾向于选择协商。

因此，对于两个利益对立者，这时就应该找到一个平衡点，尽可能降低双方的成本，达成一致意见。也就是说，从成本来考虑的话，只要医患双方能够达成一致并尽可能避免出现遗留问题时就可以选择协商。

二、协商解决的效率

协商解决医疗纠纷的另一大优点是高效性。

从本次调研的数据可以发现，相对于行政调解和诉讼，协商解决耗时相对来说会比较少。行政调解和诉讼一般都需要进行医疗事故技术鉴定，在此基础上进行调解或判决。但在协商解决中这一过程往往是可以省略的，只要双方都认为是医疗事故就可以进行协商。从而使得协商具有高效这一特点，这也是医患双方倾向于选择协商解决的一个原因，若两者都希望在较短的时间解决纠纷，那么协商就是一个很自然地选择了。

对于患方来说，医疗事故给予他的打击本就是沉重的，因医疗事故使亲人病情加重、瘫痪、甚至死亡，是很难承受的。因为他们来到医院的目的本是治疗疾病，重获健康。在这种情况下，他们可能较迫切地希望纠纷能够解决，尽快得到赔付，早日从悲伤中走出来。对于一些危急重症的患者：一方面，在某些时候，这笔赔付款很有可能会是他后续治疗的一个保障；另一方面，对于一些工作很繁忙的人来说，他们可能并没有时间去诉讼，而如果是从偏远地区来的患者来说，提高效率可以大大降低成本，所以他们也不愿选择诉讼。

作为医院，他们可能最在意的并不是效率问题。因为医院一般都会有专业的人员来负责解决医疗纠纷，而且医院可能经常会有医疗纠纷发生，医院并不介意等待一段时间。但若是患方主动要求协商，医院一般是没有选择权的。而且患方还可能采取"闹"的形式，如果是这样，可能会给医院带来不好的影响，让医院的名誉受到损失，尤其是患方将事情闹大之后，不仅使医院丧失了名誉，给当事医生造成巨大的心理压力，还会干扰医院的正常运作和管理。同时，社会舆论也会将矛头指向医院，若不能尽快解决，医院可能还会面临上级卫生行政部门的审查。这种情况下，医院就会希望能尽快解决纠纷，从而选择协商。

因此，从时间来看，若患方有较迫切的要求希望尽快解决纠纷获得赔偿时，协商无疑是一个较好的选择。而且若能尽快地解决，也可以节约医院的人力、物力。同时，对于当事医生来说，也能尽快从事故阴影中走出来。

三、协商解决的公平性问题

协商解决并不存在绝对的公平。本次调研中，某医院负责人在谈到协商解决医疗纠纷时说到该院的医疗纠纷特色在于协商机制比较完善，协商技巧比较成熟。工作人员在协商中积累了丰富的经验，能和患者家属谈出结果。他认为协商只要双方接受就好，不一定需要公正。协商是在双方充分尊重自愿、公平、诚实守信的原则上进行的交涉，具有高度的自治，充分体现当事人对民事权利的自决，一旦达成协议，容易得到当事人的自觉履行[12]。而且很多时候，协商是省略了医疗事故鉴定这一程序的。因此很难保证绝对的公平，但协商解决这一形势本身就是比较自由的，只要医患双方站在自己的角度认为是合理的，我们就可以认为是公平的。

对于患方来说，在节约了诉讼费和时间的情况下，能基本达到他们所期望的赔付额时，即可以认为是公平的。对于医院，能在维护自己名誉的情况下，赔付给患方一个医院可以接受的赔付额，也可以说是公平的。

虽然说协商并不能保证绝对的公平，但为了使协商顺利进行及防止协商后的一系列问题，保护双方的利益，还是需要保证协商具有相对的公平。

对于患方来说，最好是找一个可信任的第三方给出建议，医院最好也建议患者这么做。因为患方缺乏法律和医学的专业知识，并不知道索赔多少才是合适的，有些病人可能仅仅根据从其他类似患方那里得到的消息来确定索赔多少，殊不知即使是同一种病，医疗事故的原因及结果也会相差甚远；如果是患方自己要价，太低可能会事后反悔，太高又不能跟医院达成一致，这时一个公正且专业的第三方就很有必要了，本书认为这个第三方最好是跟该医院没有任何利益关系且被患方所信任的。

对于医院来说，一般会给医疗事故作一个分析，决定一个赔付的大概数额，然后再跟患方协商。如果患方的索赔金额与他们预期的持平或者更低的话，协商肯定会很容易进行；而事实应该是大部分时候患方的索赔会高于甚至远远高于医院的预期，这时候就需要双方进行协商，对于医院来说，最好要有专门的人员来处理医疗纠纷。本次调研某医院负责人告诉访谈者，他认为纠纷工作者需要学法律、学临床、学人文心理，如要了解患方情况和心理底线。也要处理好和各其他部门，如派出所、殡仪馆、居委会等的关系。在纠纷处理中这些部门都是会介入进来的，因此一般可以选择医事法专业的人员来做这个工作。协商人员最好是跟患方解释此次医疗纠纷的原因、性质的认定、造成的后果及一个合理的赔付额，在协商的过程中，协商人员应注意患方的情绪并了解他们的底线，切不可激怒患方。

如果协商解决不了，即患方不能接受医方所愿意支付的最高赔付额，而医院在经过科学的认证之后，认为这已经是赔付底线的时候，就没必要再协商下去了。因为现在社会上存在一种"大闹大赔，小闹小赔"的错误观念，患方在得不到他所期望的赔付额时可能会采取"医闹"的形式。如果医院一味妥协导致赔付额过高，会造成国有资源的流失，同时对医院来说也丧失了公平。

因此，从公平性来考虑，协商解决是在一种高度自由的解决方式下来保证一个相对的公平。若医患双方都认为较合理的，协商就可以顺利进行。

四、协商解决后遗留问题

中国人素来以和为贵，在很多时候，医患双方并不愿互相僵持。协商解决不仅具有低成本、高效率的优点，如果在协商过程中双方能达成一致意见，还能起到缓和医患关系的作用，对患方的情绪稳定也有很大的帮助，可以使患方尽快从悲伤中走出来。

但协商解决并不是万能的，在某些条件下，协商并不是一个最好的选择。若协商没能很好地解决纠纷的话，还有可能产生一些不好的后果。

首先，如果医方并没有责任的话，是不需要赔偿的，《医疗事故处理条例》第四十九条规定，不属于医疗事故的，医院不承担赔偿责任。医院不能抱着"可怜"的心态去给患方赔付金，也不能因为患方闹事害怕医院名誉受损就作出让步。只要院方确定不是医疗事故，就不存在事故产生的原因，也就不存在事故等级，更不能作出任何赔偿。在国有医院也不能像以往一样，"出于人道主义，考虑给予患方一定的补偿"，因为这将造成国有资产的流失。只有医院确认存在医疗事故时，才能考虑协商[13]。

其次，若医方本身存在过失，但患方要求的赔付额过高且无法商谈时，医方最好建议患方选择诉讼。"大闹大赔，小闹小赔"似乎已被社会公认，对于那些在医院门口拉横幅阻碍交通、停放尸体、破坏医院设施、攻击医院工作人员等恶劣的"医闹"行为，医院不能因为害怕名誉受损选择满足患方的要求。这不仅是对患方的一种纵容，也是对医院一种不负责任的行为。因为这样一来，人们就会认为出了事故只要闹就可以解决问题了，这不仅使那些不法的"专业医闹"人员有机可乘，同时还会给医疗行业和社会稳定带来隐患。虽然这一起医疗纠纷解决了，但以后的纠纷可能就很难解决了。

协商解决还存在的一个问题可能是患方反悔，虽说协商是双方在意思高度自治下达成的协议，《医疗事故处理条例》第四十七条也规定了双方当事人协商解决医疗事故的赔偿等民事责任争议的，应当制作协议书，但协议书本质上属于契约，效力较弱，容易反悔。而且如果患者提起诉讼法院一般也不会拒绝受理。协商后反悔的原因很多，可能是医院模糊解决，也可能是患方内部意见不一致，在这里就不一一分析。值得引起医院重视的是，如果选择协商解决：一方面不能因为医患双方掌握的信息不对称而给患方一个不合理的赔付；另一方面，还要考虑到各种因素，在制作协议时尽量完善，也尽可能让患方满意，避免事后诉讼。

医院还应注意的一个问题是，在协商解决时不能太模糊，必要时需要作医疗事故鉴定，因为模糊解决容易导致纠纷的原因、事故的责任及责任程度难以确认，这样会降低对责任人的警戒教育作用，使其难以从事故中吸取教训，改进工作。

尽管协商解决还存在很多缺点和不完善的地方，但因其高效率、低成本及较自由的解决方式等优点，在实际解决医疗纠纷时还是得到了越来越多的运用。通过调研和学习，前三节对协商解决医疗纠纷的现状、存在的法律问题、解决的适宜条件作了一个分析，在此基础上，本书希望能够提出一个更好的协商解决的理论模型，这将在下一节中阐述。

第四节　协商解决机制模型的建构与完善

由第一节的协商解决纠纷的现状分析可知，协商解决医疗纠纷已经广泛运用于各个医疗机构中，且成为医患双方解决纠纷的首选方式。协商解决医疗纠纷，具有省时、省钱、方便、隐蔽性等特点，但也存在一定的缺点，因此，协商的机制并不是很完善，如对是否需要医疗事故鉴定，哪种协议形式更加恰当，协议书的内容是否全面，协议内容是否合法、全面、清楚，协议书具备的效力究竟如何等都没有明确的说明。虽然，协商是当事人双方基于自愿的原则而达成的意见上的一致，其形式和内容比较灵活，但并不能说明协商就是随意的、无限度灵活的、可以任意改变的。

协商是民事行为中的一种，其行为必须符合《中华人民共和国民法通则》。协商的产物——协议书，也必须符合合同法的一般规则。合同具有一定的效力，但也可以解除。如果单纯地为了遏制医疗纠纷协商后患方反悔，引起"私了"难"了"这一种情况的产生，而赋予协商后的协议书以法律强制性的效力，则协商过程和内容的灵活性中的某些隐蔽性则被消灭，不利于双方的合意选择。如果不能给予协议书强制性的法律效力，那么通过各种方式、方法提高协议书的合理合法性、准确性、全面性、公平性，完善协商解决机制模型，增强其基本合同效力的可获得性，减少或避免"再诉"的发生，就成为我们研究分析协商的重要目的。本书主要就医疗事故鉴定、协商的形式、协商的具体内容及语言、协商效力的保障等四个方面来完善现有的协商解决医疗纠纷的机制模型。

一、协商前需进行医疗事故鉴定

《医疗事故处理条例》对医疗纠纷争议的解决采取充分肯定自行和解的原则，只要双方愿意，在不违背法律、法规的前提下，自行和解产生法律效力，行政机关及司法部门不再干涉。这时如果一方反悔，向法院起诉，也将被驳回，行政机关也不再干涉。该条例不会出现与和解协议不一致的判决。因此，为了公平起见，也为了防止日后反悔事件的发生，作为医患双方，尤其是患方在签订和解协议之前，必须明白自己究竟受到哪些侵害，医院过错有多大，应该得到多少赔偿。这时，本书建议必须做医疗事故鉴定来明确这些。

医疗事故技术鉴定是指符合《医疗事故处理条例》规定的人员及机构对医疗行为给患者造成的损害是否构成医疗事故、构成几级医疗事故，按照一定的程序得出结论。虽然医疗事故鉴定不具有司法性质，但它是医患双方自行协商作出合理赔偿的重要依据，是卫生行政部门处理医疗事故的根据。另外，医疗事故鉴定在医患纠纷的诉讼中不具有终局性，但能在协商或者诉讼中起到一个重要的证据作用，诉讼时就可减少举证的困难。通过医疗事故鉴定，可以明确责任、调解纠纷、缓解矛盾。

关于医疗事故鉴定的费用问题，《医疗事故处理条例》中规定，医患双方委托医疗事故技术鉴定的，双方协商如何预交鉴定费。医患一方当事人要求卫生行政部门处理医疗事故争议的，提出申请的一方先行缴纳。经过鉴定，属于医疗事故的，鉴定费由医疗机构支付；不属于医疗事故的，鉴定费用由提出医疗事故处理申请的一方支付[14]。也就是说，在协商的过程中，如果患方先提出鉴定申请，且鉴定结果不属于医疗事故时，患方仍需要负担鉴定费用。这就限制了医疗事故鉴定技术的应用范围和被接受度。原因如下：第一，患者对同样从事医疗行业的鉴定人员在鉴定过程中的公平性存在怀疑；第二，如果患者先提出鉴定，且鉴定结果却不属于医疗事故，却不得不付鉴定费而增加额外负担。鉴定费用对于单个体而言的患者或家属来说也是一项不小的负担。因此，对于自愿且付费性质的医疗事故鉴定，很难成为纠纷处理的前置步骤。如果想让医疗纠纷解决更合理、公平，就必须进行鉴定；如果想让鉴定程序更易于被接受并能广泛应用，则必须制定强制性鉴定的规则和条例，或者由政府买单，免费为医患双方鉴定。但是，并不是所有的纠纷都必须得经过医疗事故鉴定。因为，纠纷有大有小，小的或者微不足道的纠纷如果也被强制纳入鉴定的行列，只会徒增鉴定人员的负担，增加国家的财政支出，浪费国家的资源。因此，应该明确划定纠纷的等级及造成损害的严重程度，以此来明确鉴定的范围，提高鉴定的效率。另外，通过对医疗事故处理机构的咨询，认定纠纷事实清楚而无须鉴定，且医患双方目前及日后均不希望鉴定的，也可直接进入双方的沟通协商。条例和规则是"死"的，但人是"活"的，"活"着的人不能因"死"了的条例的存在而无谓地增加自身的负担。因此，本书提议要清晰且合理地利用实施鉴定的规则和条例，而不是盲目一味地臣服于条例。同时，有关协商前鉴定规则的制定内容一定要合理、清晰、具体。从公平性而言，有鉴定的协商固然是较好的，但任何事物都具有两面性，鉴定在提高公平性、提高协商质量方面起正面作用的同时，会不会降低协商解决纠纷的速度？如何能够让协商的公平和效率达到一个更好的契合点？这需要进一步的研究、分析、探索。

二、主张第三方调解或见证形式下的协商

协商及其协议书的签订，必须符合行政法律法规的要求[15]。医患双方当事人应该本着自愿、真实、平等的原则来进行协商，签署的协议与国家行政法律法规不相冲突。这就需要在专门的医疗纠纷第三方机构或者律师见证下才能更好地达到。人民调解委员会作为第三方，与医疗纠纷及其医患双方不具有利益上的关联，容易公正、求实，且能做到不违反国家行政法规的要求。但由于医疗过程的复杂性及其日后的不可预测性，人民调解委员会仍需要多多实践，丰富自身经验。人民调解委员会的调解可增强合同的法律效力。律师见证下的协商同样能达到签订合法、有效、合理的协议合同的目的，但当事人需要支付律师费，这就增加了协商成本，另外，律师本身的见证不能增强协议的法律效力。引入第三方的同时，我们仍需本着协商省时、省钱、便捷的特点来进行处理。这时，协商人员的类别及数量必须加以考虑、限定。由于医疗纠纷具有复杂性和多边性，即涉及医疗的专业知识，又离不开专业的法律知识，所以，协商中每一方代表中就应该有这两类人员：熟知临床知识及其实践操作技能的资深医务人员、具有律师资格且曾有过医疗纠纷处理经验的律师。只有资深医师或者只有律师代表的协商是不完善、不全面的，容易出现事实认定的片面性等问题。考虑到协商的方便、快捷的特点，在这里，本书对协商适宜人数的确定作如下考虑。我们知道，协商人数过少则很难达到事实认定和协议签署的全面性，但协商人数过多，则会导致人多而无从协商的局面。兼顾这两个方面，笔者建议协商适宜人数每一方为三人（当事人一人、当事人所请的医师一人、律师一人）。这样，既能实现协商的公平合理性，又能体现其高效的特点。

另外，还可以参加医疗责任保险，由保险公司解决医疗纠纷的专属人员代替

医方进行协商。同样，由于第三方保险公司的介入，避免了医患双方的正面直接冲突，有助于协商的达成。另外，保险公司中负责纠纷协商的专属人员具有一定的知识和经验，能够在协商的过程中起着积极主动的作用，也能够保证有效合同的建立。医方通过入保的方式将解决医疗纠纷的责任转交给保险公司，一方面可以避免患者聚众闹事，围攻医院；另一方面也可以使自己不整天卷入医疗纠纷的漩涡中，而耽误正常的诊疗工作。

三、协议书主体正确，语言清楚，内容全面

《中华人民共和国民法通则》规定，行为人应当具备相应的民事行为能力。对于医疗事故来说，受害人可能是完全行为能力人，也可能是无行为能力人或者限制行为能力人，但是，医疗事故民事责任协议的协商者和协议书的签订者，必须是完全行为能力人。无行为能力和限制能力的受害人都不能实施这些行为，其法定代理人的协商和签订协议书才能符合这一条件。另外，当受害人死亡或者丧失意识而未指定法定代理人的情况下，其具有完全民事行为能力的继承人可以实施协商并签订协议书这一行为。但是，一定要清楚，必须是所有合法的且都具有民事行为能力人的法定继承人全部同时在协议书上签字时，该协议方可有效。有疑问的是，16 周岁以上不满 18 周岁、以自己的劳动收入为主要的生活来源、被视为完全行为能力人的受害人，能否独立从事自己的医疗事故民事责任的协商。在复杂的医疗纠纷中，他们是否能理智、审慎地分析、处理问题？"视为完全行为能力人制度"是法律"看做"是完全行为能力，毕竟不能等同于"是完全行为能力"，二者之间存在细微的法律价值判断的差别，因此，对于该类群体，在制度层面上应该为他们配备一些特殊措施，如"律师法律援助"，即"视为完全行为能力人"的医疗事故纠纷协商案件，必须由律师进行法律援助，在赔偿方面赔偿标准"就高不就低"等。

协商属于社会主体自主行使其处分权的活动，像任何法律行为一样，必须遵守法律、社会的基本原则和规则。协商的内容、范围都必须合法，即不违反强制性、禁止性法律规范。协商所达成的协议书不得违反公序良俗。除《医疗事故处理条例》中规定的是否是医疗事故、医疗事故的等级、赔偿的金额等应明确列入协商内容外，另外，协商内容中不能出现剥夺除一定民事权利之外的其他任何权利，如"不得以任何理由反悔或者起诉等"，"经协商后，基于此次纠纷后的一切后续权利都不得使用"等。

协议书作为合意起效或者再次诉讼的重要证据之一，其语言必须清楚、明确，不能模棱两可。否则，会对日后的再诉和反悔提供一定得有利条件，如"有一定关系"，"不排除某种可能"等。

签订协议书的主体是否正确，内容是否合法、合理，语言是否恰当，是协商

成功、不再发生后续反诉的主要控制因素。因此，引入第三方，如求助人民调解委员会、请律师参与或见证、加入医疗责任保险，是保证协议书有效签订的最佳选择。

四、保证协议书的效力

协议书的效力问题是近些年来一直颇受争议的问题之一。为了防止"私了"难"了"、反悔、再诉等协商后遗留问题的产生，众多学者都主张提高协议的法律效力，主张以法的形式来保障协议的效力，赋予协议书以强制性的法律效力，使其具有一定的终局性意义。本书并不同意这些主张，原因如下：协议书的签订是民事行为的结果，是双方自行协商的结果，其具有的灵活性、便捷性、隐蔽性等特点不允许其具有强制的效力。如果协议书被赋予了强制性的、终局性的效力，便必须有一套规定协议书内容和形式的法律条文来加以配套，且这些条文必须具体，明确，详细，不可更改，不能善变。只有这样，才能保证协议的行为和内容在合法的法律范围之内，才能拥有法律赋予的强制性特征。但这在一定程度上就会破坏或消灭协商的灵活性的特点。医患双方不能自由协商，则协商的真实意义就会被怀疑。因此，赋予协议书强制性、终局性的法律效力是不可取的。

患方因为担心诉累而选择了协商，医方为了保护声誉而选择了协商，协商是一个对双方都有利的较好的处理纠纷的方式，只要协商合理、公平，在一般情况下，医患双方都会对协商后的结果较满意，而不会再次提起诉讼。也就是说，保证协议书效力的主要措施，仍是合理、合法、公平、公正地进行协商。规范协商的程序，行业人员（如卫生行政人员，医学会，律师等）见证协议书的内容，最终达成一个使医患双方都比较满意且又无漏洞可循的协商结果，协商后的后续不良问题自然就迎刃而解了。

总之，协商解决医疗纠纷机制的完善问题的解决，仍需从协商本身做起，从协商内部做起。所以，规范其流程的正规性，见证其形式的恰当性，保证其内容的合法性，是建立完善医疗纠纷协商模型的重中之重。

参 考 文 献

[1] 沈慧. 浅谈医疗纠纷的协商解决. 现代医院，2006，6（2）：107-109.
[2] 肖晓堃. 医疗纠纷"私了"弊端多多. http：//cj. 39. net. 2008-11-14.
[3] 张海滨. 医疗纠纷的非诉讼解决方式. 中国卫生事业管理，2003，19（3）：153-155.
[4] 刘泉，杨天潼，刘良. 德国医疗纠纷处理办法及相关问题. 中国卫生事业管理，2008，24（4）：284，285.
[5] 郑力，金恒光. 论医疗纠纷协商解决的利弊及完善. 中国医院，2003，7（11）：47-49.
[6] 仇永贵. 医疗纠纷和解中需要注意的问题. 中华医院管理杂，2004，20（4）：228-229.
[7] 刘金华. 非诉讼与律师实物. 北京：人民法院出版社，1998.
[8] 洪诗哲. 妥善处理医患纠纷，构建和谐社会. http：//220. 191. 204. 205/taya/attachment/attch/2007-

　　　3-27-11-48-50. doc. 2008-08-21.

[9]　《应用型法律法规丛书》编写组. 应用型医疗事故处理条例. 北京：中国法制出版社，2006.

[10]　谭申生，沈成良，周俊. 论协商解决医疗纠纷的法律效力. 中华医院管理杂志，2004，24（1）：
　　　9-11.

[11]　刘越泽. 医疗事故处理中的法学思考. 中华医院管理杂志，2003，(19)：562-565.

[12]　高润志，李从荣. 协商解决医疗纠纷的理性思考. 中国水电医学，2006，(5)：317.

[13]　王虹，曹浩强. 浅谈协商解决医患纠纷时应注意的若干问题. 中华医院管理杂志，2004，
　　　9（20）：417.

[14]　马文元. 医患双方的权益. 北京：科学出版社，2005.

[15]　史羊栓. 略谈协商解决医疗纠纷的几个问题. 卫生政策，2005，103（1）：39-40.

[16]　范愉. 非诉讼程序（ADR）教程. 北京：中国人民大学出版社，2002.

第六章　医疗纠纷调解机制研究

医疗纠纷调解机制是目前医疗纠纷非诉讼解决机制研究的热点。许多学者都提出要创建合理的第三方调解机制来更好地解决医疗纠纷。本章在详细论述现有行政调解的基础上，对民间调解和法院调解也作了相关的介绍和研究，提出了构建医疗纠纷调解机制可操作性的建议与意见。

第一节　医疗纠纷行政调解机制

一、行政调解概述

行政调解是指在国家行政机关的主持下，以当事人双方自愿为基础，以国家法律、法规及政策为依据，通过对争议双方的说服与劝导，促使双方当事人互让互谅、平等协商、达成协议，以解决有关争议而达成和解协议的活动[1]。现阶段我国正处于社会转型期，新的利益冲突不断出现，纠纷数量不断增加。积极发挥行政调解的作用对于化解社会矛盾、维护社会的稳定有着重要的作用。《中共中央关于构建社会主义和谐社会若干重大问题的决定》中指出要"完善矛盾纠纷排查调处工作制度，建立党和政府主导的维护群众权益机制，实现人民调解、行政调解、司法调解有机结合，更多采用调解方法，综合运用法律、政策、经济、行政等手段和教育、协商、疏导等办法，把矛盾化解在基层、解决在萌芽状态"。

行政机关是主持行政调解的主体。在调解的过程中，行政机关不是运用强制的手段来要求双方当事人服从行政机关的意志，而是采取柔性的方式进行调解。行政调解充分尊重当事人的意思自治，这不仅体现在调解初期，也体现在调解的结果上。在调解初期，只要双方当事人有一方不愿意选择行政调解，那么就不会发生行政调解这一行政行为，而调解协议也是在充分听取双方当事人意见并征得当事人的同意的基础上而形成的。调解协议对当事人不具有约束力是行政调解的一个弊端，但是从另外一个角度来说，这也充分体现了行政调解以当事人意思自治为主的做法。

要实现社会和谐，其中最重要的一点就是要及时化解社会纠纷。当然，随着人们法治观念的增强，诉讼已成为解决社会纠纷的一种重要方式。但是，面对司法资源的有限性，所有的社会纠纷都由法院来解决也是不现实的。而行政调解在解决纠纷的同时可以增加公众对政府的信任，提升政府的威信，这无疑会促进和谐社会的构建[2]。然而，行政调解机制存在诸多缺陷限制了行政调解在实际中的应用。由于行政调解协议对当事人没有约束力，协议的履行完全取决于当事人的主观态度。即使当事人不履行协议，也不会受到法律的任何惩罚。当事人违反协议的行为不仅浪费了行政资源，也在很大程度上降低了行政机构参与行政调解的积极性。不仅如此，一些复杂的纠纷还会涉及多个行政部门，而目前的法律又没有明确的规定，这就使得行政调解机关无所适从。此外，现实的纠纷越来越复杂化，这就要求行政调解人员必须具备多方面的专业知识，虽然行政人员的素质跟过去相比有较大的提高，但是离一个合格的调解人员应具备的素质还有一定的距离。

对医疗事故赔偿的调解是行政调解的一种具体形式。国家行政机关根据法律规定，对属于本机关职权管辖范围内的行政纠纷，通过耐心的说服教育，使纠纷的双方当事人互相谅解，在平等协商的基础上达成一致协议，从而合理地、彻底地解决纠纷矛盾。调解时，应当遵循当事人双方自愿原则，并应当依据《医疗事故处理条例》的规定计算赔偿数额。

二、医疗纠纷行政调解机构及法定程序

根据《医疗事故处理条例》的有关规定，发生医疗事故争议后，当事人可向医疗机构所在地的县级人民政府卫生行政部门申请调解。医疗机构所在地是直辖市的，可向医疗机构所在地的区、县人民政府卫生行政部门申请调解。

有下列情形之一的，县级人民政府卫生行政部门应当自接到医疗机构的报告或者当事人提出医疗事故争议处理申请之日起七日内移送上一级人民政府卫生行政部门处理。

（1）患者死亡。

（2）可能为二级以上的医疗事故。

（3）国务院卫生行政部门和省、自治区、直辖市人民政府卫生行政部门规定的其他情形。

发生医疗事故争议后，当事人申请卫生行政部门处理的，应当提出书面申请。申请书应当载明申请人的基本情况、有关事实、具体请求及理由等。当事人提出申请必须在规定的时限内，即自知道或者应当知道其身体健康受到损害之日起一年内，向卫生行政部门提出医疗事故争议处理申请。

经卫生行政部门调解后，如双方当事人就赔偿数额达成协议并制作调解书，双方当事人应当履行；调解不成或者经调解达成协议后一方反悔的，卫生行政部门不再调解。

三、医疗纠纷行政调解的适用性

行政调解是一种较为便捷快速的解决方式，是医疗纠纷解决的重要途径之

一。在当事人把医疗争议提交到卫生行政部门以后，卫生行政部门只有对事实清楚、因果关系明确的重大医疗过失行为才能够认定为医疗事故，除此之外，对于那些复杂的、双方争议较大的医疗纠纷，卫生行政部门必须要先提交到医疗鉴定委员会鉴定后才能认定。但在实际操作中，即使是对事实清楚、因果关系明确的重大医疗过失行为，卫生行政部门也不会轻易认定为医疗事故，还是要通过医疗事故技术鉴定程序确定是否为医疗事故及其等级。

行政调解只是对医疗事故赔偿的调解，是在已经确定为医疗事故后由卫生行政部门所进行的调解。如果医患双方当事人对是否为医疗事故还有争议，则不能向卫生行政部门申请调解，卫生行政部门也不能对此进行调解。因此，就如第二章所提到的，行政调解在现实中的作用是有限的。

医疗事故争议发生后，当事人不能同时选择行政程序和司法程序解决争议问题，只能选择一个途径解决双方争议的问题。如果当事人选择了行政程序，行政程序并不否定当事人仍有继续选择司法程序的可能。但已经进入诉讼程序的，则不能进入行政程序处理。因此，通过司法程序是解决医疗事故争议的最终途径，是民事救济的最终手段。对于人民法院发生法律效力的判决书，当事人都必须履行。

当事人在采取行政调解途径维权的时候需要注意以下问题：①向专业人士咨询；②要在规定的时限内提出，防止有的卫生行政机构怠于行使自己的职责，耽误当事人进行医疗纠纷处理的时间，进而损害当事人的权益；③要防止有的卫生行政机构越俎代庖，以行政强制命令双方接受其调解意见。

一旦出现②、③这两种情况，当事人要及时改为通过司法诉讼的途径来维护自己的权益。

四、医疗纠纷行政调解存在的法律问题

行政调解并非行政管理部门的基本权力，对经行政部门调解达成的调解协议，当事人应当尊重并自觉履行，但该调解协议并不发生既定的法律效力。在我国，只有人民法院或仲裁委员会主持的调解才能发生既定效力。经卫生行政部门主持达成的调解协议仅仅意味着双方当事人有根据协议内容来解决医疗纠纷的意向。当事人双方均能再提出异议，并可向人民法院提起诉讼，该诉讼因争议的民事性质而属于民事诉讼。诉讼中人民法院审查的关键是调解协议是否为当事人双方的真实意思表示。如果调解该协议确实是当事人双方的真实意思表示，则人民法院应当维护该调解协议对当事人双方的效力，按照调解协议的内容作出判决，实际上即赋予该调解协议既判力；如果该调解协议确非当事人的真实意思表示，则应在诉讼上依法经认定案件事实后作出重新处理。当事人就医疗事故的成立与否及医疗事故的等级达成的调解协议，也应同样处理。

第二节　医疗纠纷其他调解机制的研究

关于我国医疗纠纷非诉讼解决机制的研究已经成为学术界讨论的热点问题，但是医疗纠纷的仲裁制度只是从理论层面进行了探讨，而"第三方"调解机制则被不断地创造出来并在现实中应用。研究这些新形式对于建立符合我国实际情况的医疗纠纷调解机制有着重要的意义。

一、民间调解新形式

由于卫生行政部门与医院之间有着紧密的联系，老百姓对于卫生行政部门能不能保持中立性，公正、公平地处理医疗纠纷持怀疑态度，所以与卫生行政部门相比，作为群众性组织的人民调解组织具有更强的公信力，更容易为老百姓所接受。近年来，北京、山西、上海、天津、江苏、济宁、宁波等地都出现了各种形式的民间调解组织，虽然它们的名称不同，但运用的都是人民调解机制。

（一）医疗纠纷调解中心

北京卫生法学会医疗纠纷调解中心（BMDIC）于 1998 年 8 月开始从事医疗纠纷调解工作，2000 年 8 月通过民政部门的审批。按照北京市政府《北京市实施医疗责任保险的意见》的规定，北京所有的非营利性机构都必须参加医疗责任保险。而 BMDIC 是受保险公司的委托开展医疗纠纷第三方援助工作的，属于社团组织的专业调解。2005 年 1 月 1 日至 2008 年 11 月 25 日，该组织共调处受案4314 例，调解成功 3542 例，成功率达 82.1％。不服调解协议赔偿案转诉讼的共3 例，占 0.07％[3]。

（二）医疗纠纷"第三方管理"模式

山东省泰安市中心医院与道成（北京）医院管理有限公司（简称道成公司）签订了《医患纠纷委托调解处理合同书》，这就意味着医疗纠纷"第三方管理"模式被正式引入了泰安市中心医院。道成公司是一家依法注册的、合理的保险代理公司。与 BMDIC 不同的是，道成公司直接进驻医院处理医院的医疗纠纷。除了要代理医院进行医疗纠纷的应诉、理赔外，道成公司还就医院在医疗安全方面存在的漏洞建立了风险防范机制，以此来提高医疗服务的质量，从而降低医疗纠纷的发生率。

（三）医疗纠纷人民调解委员会

成立于 2006 年 10 月 12 日的山西省医疗纠纷人民调解委员会（简称山西省医调委）被《人民日报》称为是国内首家省级医疗纠纷调解专业机构。山西省医调委与保险公司没有任何的关系，它就是在政府的支持下成立的专业性民间调解组织。自成立以来，山西省医调委共接待前来申请调解及咨询的人员 2148 人次；

接到申请调解及咨询医疗纠纷相关事宜的电话 3384 人次；受理案件 569 件，已调解 488 件，调解成功率为 85.7%；向医院提出改进医疗行为、避免医疗纠纷合理化建议近千条[4]。山西省医调委不仅为医疗机构提供了专业的医疗纠纷调解队伍，而且为患方提供医学及法律方面的专业咨询和服务，从而为医患双方搭建起了畅通的医疗纠纷解决平台。

（四）对民间调解新形式的评析

上述民间调解组织，其组织内部机构的设置都比较齐全，医疗纠纷的处理程序也比较完善，调解人员也都比较专业。上述组织中的调解人员大多是具有医学、法律相关工作经验的离退休人员，在上岗之前都进行了集中培训，因此业务素质比较强。民间调解组织在化解医患之间的矛盾、构建和谐医患关系中发挥了重要的作用，但与此同时，民间调解组织所面临的困难也是不容忽视的。

1. 经费问题

民间调解组织的经费来源有保险公司、政府资助、自筹经费等。例如，BMDIC 的经费是由保险公司提供的，那么它的经费就不是问题了。也有一些是由政府财政支持的，如深圳筹建医疗纠纷第三方调解委员会的运行资金就是由深圳市财政支持的。但是还有很多民间调解组织并没有保险公司的经费支持，再加上调解又是不收费的，所以组织的经费就得不到保障了。山西省医调委就面临着这一问题。山西省医调委目前主要是靠负责人韩学军自掏腰包和一些医院的赞助来运作的[5]。有学者提出医疗纠纷调解服务应由政府买单，笔者认为这不失为一个好办法。

2. 调解人员紧缺

由于医疗纠纷调解过程中涉及医学及法学等专业这一特殊性，所以调解队伍中需要吸收具有实践经验和专业水平的相关学科医学专家，以及对卫生法学和民事赔偿具有较深研究的法学专家、卫生行政管理专家等相关人员参加[6]。然而具备这些专业能力且愿意投身到医疗纠纷调解中来的专家并不多，因此组建这样一支多学科交叉的队伍是民间调解组织的瓶颈。

3. 法律效力低

虽然国家司法部制定的《人民调解工作若干规定》及最高人民法院以司法解释的形式赋予了人民调解一定的法律效力，但该规定更多的是要求当事人自觉履行调解协议，而没有相关的法律来约束当事人违反协议的行为，不具有强制性。这种靠当事人的道德来维持的协议有很强的不确定性，这也是民间调解的隐患。

二、法院调解新形式

法院调解是指在人民法院审判组织的主持下，双方当事人自愿平等协商，达成协议，然后经人民法院认可并终结诉讼程序的诉讼活动[7]。对于医疗纠纷的调解来说，法院调解还是一个新生事物。目前我国针对医疗纠纷的法院调解主要有两种形式，一种是医疗纠纷诉前调解制度，另一种就是把医疗纠纷当做一般民事争议来处理的民事诉讼调解。此外，青岛市市南区法院建立了获得各方认可的医疗纠纷审判调处机制。

（一）诉前调解制度

诉前调解制度是指已经到达法院但未进入诉讼阶段之前的纠纷，在法院的主持或参与下进行调解。北京市西城区人民法院于 2008 年 5 月开展了医疗纠纷诉前调解制度，通过建立专门解决医疗纠纷的专业审判组，让一大批医疗纠纷在诉讼前就得到了有效的解决。法院在诉前调解制度中有两种作用。一是当事人自行协商后，为了确保双方都履行协议，经当事人自愿选择，双方达成一致后，可由法院出具赔偿协议确认书。二是当双方自行协商不能达成一致意见时，经当事人申请，法院可以参与医疗纠纷的调解，调解成功后出具调解书。赔偿协议确认书和调解书均对双方当事人的协议赋予了法律效力，当事人不必再重新诉讼，就可以向北京市西城区人民法院申请执行[8]。

（二）民事诉讼调解

随着《最高人民法院关于人民法院民事调解工作若干问题的规定》的实施，民事诉讼的机制更加的完善和规范。诉讼调解以其独特优势，越来越受到人们的青睐，民事诉讼调解制度也被引入医疗纠纷的调解中。与审判和当事人自行和解相比，民事诉讼调解的优越性有三个：一是能够迅速彻底化解纠纷，减少上诉、再审申诉等现象；二是方便当事人诉讼，减低诉讼成本，缓解社会矛盾；三是提高法院工作效率，合理利用司法资源[9]。不同于行政调解和民间调解，民事诉讼调解使调解协议具备了强制执行力，减少了当事人违约的情况。

（三）审判调处机制

青岛市市南区法院建立起了人大、政协、法院"三位一体"的医疗纠纷审判调处机制。审判调处机制的主要特点是专家在起诉前、立案中和判决后均参与到案件的审判和调处中来，做到"诉前强化指导、诉中参与调处、判后解惑释疑"。自实行"三位一体"医疗纠纷调处新机制以来，在青岛市市南区法院已处结的 95 件医疗纠纷案件中，调解或和解撤诉的共 77 件，占全部结案数的 81%。顾问团医学专家的参与，大大提高了审判效率和调解率，使得办案周期由原来的 1 年多缩短至不到 3 个月[10]。医疗纠纷的防范和处理是一个系统工程，需要来自社会各界的支持和配合。青岛市市南区法院的医疗纠纷审判调处机制是值得研究的。

（四）对法院调解新形式的评析

法院调解的公信力是毋庸置疑的。与其他两种调解相比，法院调解由于有国家司法权力的介入，当事人双方达成的和解协议经过法院的认证后，就产生了严格的法律约束力，如果一方当事人反悔，不履行协议，那么另一方当事人则可以向法院申请强制执行。所以，由法院所达成的协议对医疗机构及患者具有更强的约束力。

医疗纠纷由于涉及医学方面的专业知识，所以审理难度都比较大，审理周期也比较长，这也是为什么很多当事人不愿意选择向法院提起诉讼的原因。中国是一个倡导"以和为贵"的国家，不到不得已的地步谁都不愿意对簿公堂。调解和诉讼都只是解决医疗纠纷的手段，而非最终的目的。北京市西城区人民法院由于成立了专业审判组，医疗纠纷的案件都由几个固定的法官审理，这样一来，法官就可以边学习边积累经验，就可以在日后更快、更有效地解决医疗纠纷。青岛市市南区法院建立的审判调处机制同样也是提高了解决医疗纠纷的效率，节省了当事人的诉讼成本。

但是，全国各地医疗纠纷的数量在逐年增长，医患关系越来越紧张，如果当事人更多地选择法院调解，那么无疑会大大增加法院的工作压力。法院应该发挥其更高的社会功能，而不能在司法大众化上走得太远，否则就会失去其作为保障机制的基础。因此，应在建立健全相关法律法规的前提下，建立独立的第三方医疗纠纷解决机制。当在第三方调解失败后，再向法院寻求援助。

医疗纠纷的有效解决对于构建和谐的医患关系有着重要的意义。上述医疗纠纷创新机制是对引入第三方调解的尝试。虽然这些机制还不是很完善，还有很多问题有待解决，但是这些新机制已经取得了一些成效，相信在各部门的努力与支持下，医疗纠纷解决新机制会在今后发挥越来越重要的作用。

第三节　医疗纠纷调解机制的构建

一、医患纠纷非诉讼解决机制的理论分析

2002 年正式实施的《医疗事故处理条例》，是我国目前处理医疗纠纷的主要法律依据。该条例规定，发生医疗事故赔偿等民事争议，医患双方可协商解决，不愿协商或协商不成的，当事人可以向卫生行政部门提出调解申请，也可以直接向人民法院提起民事诉讼。但在实际操作中不难发现，这三种方法的弊端很明显。若是由医方或卫生行政部门调解，患方难免有"自己人帮自己人"的想法，认为医方或卫生行政部门会优先考虑医护人员和医疗单位，不能公正处理。而通过法律途径解决，时间和经济方面的成本又过高。据了解，医疗事故鉴定收费一般在 2000 元以上，再加上法院审理的律师费、诉讼费，一般要在 1 万元左右。而且医疗纠纷案件专业性强，审理时间较长，往往需要几年，患方不愿轻易走这条路。

医患之间发生矛盾后，如果得不到有效的缓解和疏导，受伤的绝不是医患中的某一方，而是双方。为避免医疗风险和医疗诉讼，有的医生在疾病诊治过程中采取防范性医疗措施，风险大的处理手段尽量不做，可谈可不谈的话尽量不说。这样医患之间的交流就会比较刻板，医生的治疗水平就只能"原地踏步"，先进的医疗技术也没法实施，而患者也丧失了治疗的机会。

因此，迫切需要设立专门的调解机构，构建一个医疗纠纷的非诉讼调解机制，这有利于医疗纠纷的解决，促进社会的和谐发展，维护社会的稳定。

（一）医疗纠纷非诉讼调解机制的法律依据

行政调解是国家行政机关依照法律规定，调解解决某种特定的民事纠纷或者经济纠纷。由于我国行政机关担负着大量涉及人身权益内容的行政争议案件，所以我国法律赋予地方行政机关在处理行政案件的过程中，可以附带主持双方当事人就民事赔偿、补偿等内容进行调解[11]。行政调解适用于医疗纠纷的法律依据可参见《医疗事故处理条例》第四十六条，该条例明确指出：发生医疗事故的赔偿等民事争议后，医患双方可以协商解决；不愿意协商或者协商不成的，当事人可以向卫生行政部门提出调解申请，也可以直接向人民法院提起民事诉讼。

人民调解的法律依据可参见《中华人民共和国民事诉讼法》第十六条：人民调解委员会是在基层人民政府和基层人民法院指导下，调解民间纠纷的群众性组织。人民调解委员会依照法律规定，根据自愿原则进行调解，当事人对调解达成的协议应当履行；不愿调解、调解不成或者反悔的，可以向人民法院起诉。人民调解委员会调解民间纠纷，如有违背法律的，人民法院应当予以纠正。

（二）医疗纠纷非诉讼调解的特征

医疗纠纷非诉讼调解是指在第三方的主持下，以国家法律、法规、规章和政策，以及社会公德作为依据，对医疗纠纷双方进行斡旋、劝说，促使他们互相谅解，进行协商，自愿达成协议，消除纠纷的活动。其特征[12]表现在三个方面。

（1）调解以当事人自愿为基础。无论是调解的进行、调解协议的达成，还是调解协议的履行，都需要立足于当事人的自愿和合意。

（2）调解是在中立第三方的协助下进行的纠纷解决活动。第三方的协助在当事人之间纠纷的解决中起着重要的作用。借助于第三人的协助，当事人较容易在某些问题上取得相互谅解，从而达成和解，解决纠纷。

（3）调解协议一般具有契约性。契约性是调解的本质属性。尽管第三人介入调解过程，并事实上影响着调解的进行，但调解协议的达成仍是建立在当事人合意的基础上，本质上仍属于当事人之间的契约。

二、医疗纠纷非诉讼解决机制的组织结构

医疗纠纷非诉讼解决机制的组织结构将公平、公正的第三方中立立场体现在

每个环节中。该组织应具有独立法人资格，与卫生行政部门没有隶属关系，内设有多个独立的调解室，便于交流和保护隐私。作为人民调解的范畴，其调解结果应具有法律效力。作为解决医疗纠纷有效可行的"第四条道路"，在医患之间建起"缓冲带"。由于咨询调解全部免费，政府需要在经费上给予一定帮助。

各地可根据实际情况，统筹城乡资源，构建三级"第三方"调解组织网络，积极探索建立高效、便捷的医疗纠纷调解机制。独立的"第三方"调解机构可由同级的卫生、政法、信访、公安、劳动和社会保障、司法等相关部门派人组成，甚至可以请患方所在乡镇的居民代表及村民代表、医疗专家、律师参与。该机构应具有独立法人资格，与卫生行政部门没有隶属关系。可内设多个独立的调解室，便于交流和保护隐私。由于咨询调解全部免费，政府需要在经费上给予一定帮助。

由医疗责任险指定的调解机构虽然也可作为今后非诉讼解决医疗纠纷的主要机构参与调解，但由于目前不是每个医院、每个医生都投保，投保总金额还不大，抗风险能力也不强，所以保险公司也不够"热心"，不少保险公司甚至拒绝开设这样的险种。同时，医疗责任险指定的调解机构的工作经费由保险公司从保险费中提取一定的比例按月支付，或由财政负担，收入较稳定。从长远来看，当医院意识到医疗责任险的好处，医疗责任险投保比例提高到一定程度时，该调解机构将能够成为一个与医院长期共存且必不可少的机构。

在设置组织机构的过程中应注意以下一些事项。

（1）第三方调解机构应具有独立性。运用行政调解来解决医疗纠纷的一个明显的弊端在于卫生行政管理部门缺乏独立性，既当裁判员又当运动员。在老百姓看来，卫生行政管理部门与医疗机构关系密切，所以调解结果的公正性值得怀疑。只有独立于卫生行政管理部门的专业医疗纠纷调解机构才能公正、公平地处理医疗纠纷，并被广大群众接受。

（2）规范与调解相关的管理制度。医疗纠纷的调解应制定相关的管理制度，保证调解工作能依法独立进行，不受任何行政机关、社会团体和个人的干涉。可请具备临床医学、药学、医院管理、司法和保险资质的专业人员担任调解员。调解时患者和家属可以自由咨询并选择专家、律师和调解员。调解时医患双方都要到场。

（3）明确各自的权利及义务。要明确规定调解机构的权利及义务。在医疗纠纷调解过程中，调解机构具有调阅、复制相关病历资料，调查相关医疗机构及医务人员的权力。在医患双方达成一致意见后，由调解机构制作统一的调解协议书，一式三份，医患双方在调解协议书上签字认可后生效，由医患双方及调解中心各执一份备查。近年来，我国法院已经通过司法解释开始确认调解协议与和解协议的合同效力。因此，当事人在协议达成后如果反悔，就必须具有合同无效或可撤销的法定理由，否则法院将会维持当事人之间达成的和解意见。

三、医疗纠纷非诉讼调解应遵循的原则

医疗纠纷的非诉讼调解应尊重医患双方的意愿，自愿原则是调解的基本原则，但医疗纠纷调解的自愿原则仅指对是否达成调解协议及达成何种内容的调解协议的自愿性，不包括参加的自愿性。在调解中应遵循公平公开、客观公正、诚实守信、廉洁自律的原则。

（1）依据法律、法规、规章和政策进行调解，法律、法规、规章和政策没有明确规定的，依据社会公德进行调解。

（2）在双方当事人自愿平等的基础上进行调解，不得强迫医患双方中任意一方签署不符合自己意愿的协议。

（3）尊重当事人的诉讼权利，不得因未经调解或者调解不成而阻止当事人向人民法院起诉。

四、规范的医疗纠纷调解程序

规范、合理的医疗纠纷调解程序是获得公正调解结果的保障，制定合理的医疗纠纷调解程序时应注意关键的三个环节，即医疗纠纷调解案件的受理、案件的调解、调解协议的执行。一个完整规范的调解程序应该包括以下八个方面。

（1）申请。发生医疗纠纷后，医疗纠纷双方可向调解机构提出申请，并提供相应的材料。受理医疗纠纷调解案件的方式主要有两种。一是根据当事人的申请受理调解。当事人可以向医疗纠纷调解委员会递交书面申请材料，也可以口头申请。二是对于特殊的医疗纠纷调解机构可主动进行调解，以缓解医患双方关系紧张的局面。

（2）受理。调解机构应安排专人负责受理调解申请。由于医疗纠纷的特殊性，需要 24 小时不间断地接受申请，可设立专用电话，接到申请后，应登记并根据医疗纠纷的具体情况处理。

（3）现场调查。医疗纠纷调解委员会自收到申请书之日起在规定的时间内，应根据此医疗纠纷的难易程度自行挑选 3~7 名适合的调解员，安排相应的专业人员在规定的时间内到达现场进行调解前的情况调查，其中一名应担任调解主持人。调解员应是法学、医学等方面的专家或实践工作者。

（4）立案。当现场人员对医患纠纷的情况基本了解后，由医学专家和律师等调解人员进行医学技术评估和法律服务研究，随后将已选定的调解员的社会背景、专业情况告之双方当事人。

（5）调解。医患双方在调解员的主持下，面对面地陈述发生医疗纠纷的原因及争议要点，并提出各自明确、合理的要求，调解员根据情况进行现场调解。

（6）协议。调解现场能促使当事人现场签署调解协议的，可当场由调解员主持；医患双方现场没有达成协议的，由调解中心出具《医疗纠纷处理建议书》，向当事人双方指出依法处理该纠纷的程序和建议。经医疗纠纷调解委员会调解解决的医疗纠纷，有民事权利义务内容的，或者当事人要求制作书面调解协议的，应当制作书面调解协议。调解协议应当载明下列事项：①双方当事人基本情况；②医疗纠纷简要事实、争议事项及双方责任；③双方当事人的权利和义务；④履行协议的方式、地点、期限；⑤当事人签名，调解主持人签名，调解委员会盖章。调解协议书一式三份，医疗纠纷当事人各执一份，调解委员会留存一份。

（7）审查。经双方协商后，制作协议书应定期请法律专家审查和指导，提高调解协议书的合法化、规范化水平。

（8）执行。医患双方应当按照约定自觉诚信地履行协议中规定的义务，不得擅自变更或者解除调解协议。经调解，当事人未达成协议或者达成协议后又反悔的，任何一方可以请求基层人民政府处理，也可以向人民法院起诉。为了使已达成的调解协议实现其积极的作用，避免社会资源的无谓浪费，可以通过公证的方式来增强调解协议的执行力。

五、独立的第三方调解与其他调解方式的衔接

当前在医疗纠纷的处理中发挥作用的调解主要有人民调解、行政调解和司法调解三种。在诉讼成为法律界人士竭力推崇的主流法律意识形态、调解被视为法治进程障碍的背景下，调解受到了相当大的冲击，调解工作也逐渐被边缘化，且三大调解手段存在单兵作战、各自为政的格局，相互之间缺乏有效的衔接机制，没有形成合力[13]。而本书所提出的独立第三方调解的调解机制与人民调解、司法调解、行政调解等手段有着本质的区别，也有各自的调解领域。从整合资源、实现优势互补的角度讲，几种调解手段又存在有机衔接的对策，加强几种调解方式之间的衔接，综合运用各种调解手段构筑维护社会稳定的防线，对促进社会的和谐是十分必要和有益的。

（一）与司法调解的衔接

1. 程序的衔接

（1）建立庭前调解机制。在法院设立庭前调解窗口，对未经医疗纠纷调解委员会调解的小型的、一般医疗纠纷起诉到法院的，立案庭应主动宣传非诉讼调解工作的特点和优势，告知并建议当事人首先选择非诉讼调解解决问题。当事人同意的，法院可将案件转移至纠纷所在街道（镇）的医疗纠纷调解委员会进行调解。对因不符合起诉条件法院不予受理的纠纷，应及时将案件转送至调解窗口或函告医疗纠纷当事人所在地的医疗纠纷调解委员会。

（2）建立诉讼内委托调解制度。对于可以通过调解解决的案件，司法机关可

以委托相应的调解机构进行调解。

（3）建立经非诉讼调解的诉讼绿色通道。实行就近立案、先行调解和优先审执制度。

2. 工作制度的衔接

（1）建立定员、定点、定期联系制度。法院选派人员指导，定期深入了解情况，沟通信息，及时指导解决。

（2）建立聘任参与制度。挑选任命素质高的调解员为人民陪审员，参与司法调解和审判工作，提高业务能力和调解水平。

（3）建立定期培训制度。制订培训计划，加强调解人员相关知识的培训和指导。

（4）建立调解协议书评阅制度。法院和司法局要定期派专人评阅，提高调解协议书的规范化水平。

3. 效力的衔接

在赋予非诉讼调解协议的执行力问题上，可以借鉴仲裁制度中的规定，在法院之外通过调解（即在非诉讼调解委员会主持下）达成调解协议的，当事人可以凭在非诉讼调解委员会主持下达成的调解协议，请求法院出具调解书，而法院调解书与判决书具有同等法律效力，具有给付内容的法院调解书具有强制执行力。

（二）与行政调解的衔接

通过听证会、协调会、调解会和群众代理，把行政协调的成果，通过非诉讼调解委员会以非诉讼调解协议书的形式固定下来，赋予其法律效力，改变了非诉讼调解没有法律效力的局面。

《人民调解工作若干规定》第三十七条第（三）项规定："对经督促仍不履行人民调解协议的，应当告知当事人可以请求基层人民政府处理，也可以就调解协议的履行、变更、撤销向人民法院起诉。"这其中，当事人请求基层人民政府处理中就包含了非诉讼调解与行政调解之间在救济途径上可以进行衔接的因素。

六、医疗纠纷非诉讼调解应注意的问题

（一）加强三级医院调解

通过分析某市2004～2007年的部分医疗事故鉴定案例，可以看出，不同年份医疗事故技术鉴定的提起在医院的分布没有显著性差异，但是对三级医院提起医疗事故技术鉴定的案例占当年总例数的比重为62.3%～71.9%，而二级医院仅为14%～20.2%。医疗事故技术鉴定发生在三级医院的比例几乎是二级医院的3～4倍，这说明三级医院是医疗纠纷非诉讼调解的重点对象。因此在建立调解机制时，要重点做好三级医院的医疗纠纷调解工作，要通过大量调解成功的案

例，加强对法律法规和非诉讼解决机制的宣传，让人们认识到非诉讼调解的好处，在医疗纠纷发生后，由医方或患方选择专业的非诉讼调解机构，启动非诉讼调解机制。同时，医方应积极配合调解工作的进行，对非诉讼调解要有正确的认识。

（二）医方主动参与调解

在本次调研中，笔者通过对 2004～2007 年的案例分析，看到大多数医疗纠纷的鉴定是由患方提起的，到法院诉讼的也以患方为绝大多数。据不完全统计，医方主动提起的不到 10％，这主要是因为医方存在侥幸心理，因为《医疗事故处理条例》第四十九条规定，不属于医疗事故的，医疗机构不承担赔偿责任。反之，根据《医疗事故处理条例》第三十四条的规定，经鉴定，属于医疗事故的，鉴定费用由医疗机构支付。医方不仅要按规定承担 2000 多元的鉴定费，而且还要承担相应的赔偿责任，因此不在万不得已或是十分有把握的情况下，医方一般是不会轻易提出作医疗事故鉴定的，这就是极少有医方主动提出作医疗事故鉴定的重要原因。但是不作鉴定并不意味着不会赔偿，如果医方在申请医疗事故鉴定前就以积极主动的态度与患方进行调解，也许就能减少大量人力、物力的支出，因为一旦走了初次鉴定程序，"为争一口气"，鉴定为非事故的多数患方往往会申请再次鉴定，甚至直接走司法程序，给医院带来人力、物力上的巨大浪费；如果医方在鉴定前就进行调解，患方也不会因此举家劳苦奔波，四处搜集证据，到处咨询专家。而目前很少有医方持主动调解的态度，因而造成医疗纠纷由小到大，由无到有。实际上，如果医方主动参与调解，完全可以给医患双方带来相当的便利，并可促进医患关系的和谐发展。但实际操作中却往往不是这样的。

（三）作好鉴定前的调解

通过分析 2004～2007 年的医疗事故技术鉴定案例，笔者还发现，医疗事故技术鉴定书存在争议的原因主要包括治疗失误、诊断失误及侵权。首先，在鉴定的医疗纠纷案例中，有 93.5％的患方认为医疗纠纷的首要原因是医院存在治疗失误。而在鉴定的客观结果中发现，有 65.3％的医疗纠纷是由于医院医生违反医护规范，导致患者受到伤害。可见，由于信息不对称，有 28.2％的患方误认为医院在治疗过程中存在有失误。其次是医护人员可能存在侵权的行为。在医疗纠纷案例中，有 58.4％的患方认为医院工作人员存在侵权行为。因此医疗机构应该积极主动承担自己在医疗纠纷中的责任，并在鉴定前做好调解工作，可通过第三方介入，做好医疗纠纷鉴定之前的医患沟通工作。一般情况下，在医疗纠纷发生后，需要有专人及时处理协调，将纠纷在调解状态中解决，而不要任其发展，使其进入鉴定程序，最终走向法律诉讼的道路。这并不是说医方要无原则地处处让步，事事赔偿，而是要在做好解释工作的同时，根据患方的损害和医方在造成损害上的责任适当给予协调解决。

（四）加强理解化解纠纷

要加强沟通和相互理解，宣传并引导医患双方走非诉讼调解之路，避免矛盾的激化，促进和谐医患关系的构建。分析 2004～2007 年的 415 例医疗事故技术鉴定，非医疗事故鉴定案例有 262 例，其中既没有医疗服务过失，医疗行为与损害没有因果关系的同时也没有任何损害责任的有 201 例，占所有非医疗事故案例的 76.7％，占全部鉴定案例的 48.8％。从这些数据可以发现，近一半的鉴定案例中，医疗机构实际上是没有过失的，医疗机构可以通过加强沟通，促进理解，耐心解释，细心安抚，以得到患者的理解，从而化解纠纷。

参 考 文 献

[1] 催春，袁峰. 我国行政调解制度的不足与完善探析. 现代商贸工业，2009，(1)：75，76.

[2] 王喜珍. 行政调解对构建和谐社会的价值功能及适用. 现代商贸工业，2009，(1)：75，76.

[3] 张云林，张杏林. 北京医疗纠纷第三方调解援助及探讨. 中国医院，2009，13 (2)：2-6.

[4] 韩学军. 运用人民调解机制构建医疗纠纷处理第三方援助平台. 中国医院，2009，13 (2)：7-13.

[5] 相海泉. 人民调解委员会的艰苦生存. 当代医学，2008，(Z1)：26-29.

[6] 唐健，倪伟. 论 2 种调解方式结合处理的新机制. 中国医院管理，28 (2)：36-38.

[7] 柴发邦. 民事诉讼法学新编. 北京：法律出版社，1992：246.

[8] 薛伟. 北京西城区推出"医疗纠纷诉前调解制度"法院介入调解执行. 中国卫生产业，2008，5 (7)：33-35.

[9] 华国瑛. 诉讼调解的制度安排及其价值基础——对调审分离原则的再认识. 民事审判指导与参考，2005，(23)：149-157.

[10] 相海泉. "法院巡回"高效调解. 当代医学，2008，(Z1)：32-36.

[11] 王成. 医疗侵权案件认定与处理实务. 北京：中国检察出版社，2006：154，155.

[12] 张海滨. 利用调解处理医疗纠纷. 中国卫生质量管理，2003，10 (3)：54，55.

[13] 石先广. 人民调解、行政调解、司法调解有机衔接的对策思考. 中国司法，2006，(8)：23-26.

第七章 医疗纠纷仲裁解决机制的探索

仲裁是非诉讼方式中比较特殊的一种，它可以由第三方作出裁决，决定纠纷处理结果，而不必是双方达成的合意。正是在这一点上仲裁具有与审判相同的特性，而与其他非诉讼方式有所差别。

然而仲裁依然属于非诉讼方式，它可以不严格按照法律进行裁决，也没有非常严格、复杂的程序。因此，仲裁集中了诉讼的裁决性和非诉讼的灵活性，是一种适应性强、易于扩展和变化的非诉讼方式。

本章对医疗纠纷仲裁解决机制的理论可行性与现实可行性进行了深入的分析和探讨，并设计了医疗纠纷仲裁解决机制的理想模型，以及完善该机制的相关公共政策建议和配套措施。

第一节 仲裁的介绍

一、仲裁的内涵

仲裁是当事人基于纠纷发生前或纠纷发生后的合意（仲裁契约），将纠纷中的权利、义务、责任等法律关系内容交予仲裁庭处理，表示愿意服从仲裁庭裁决的一种非诉讼方式。仲裁庭根据双方的纷争态势，依据法律、社会道德、行业惯例等对纠纷作出裁决，双方有义务执行裁决。

二、仲裁的特点

本节介绍的是仲裁的经典特性，然而由于仲裁良好的扩展性，它在不同纠纷领域可能改变其中某些特点。

第一，合意采用仲裁。双方在共同进行某项社会活动、产生新的权利义务之前，就在契约中对将来发生纠纷时是否采取仲裁作出了共同约定。如果在契约中写明将采取仲裁方式解决纠纷，那么双方就以合意的方式选择了仲裁。或者，当事前没有规定选择仲裁解决纠纷时，双方也可以在纠纷发生后签立仲裁契约，共同表示以仲裁来处理本次纠纷。《中华人民共和国仲裁法》第4条规定"当事人采用仲裁方式解决纠纷，应当双方自愿，达成仲裁协议。没有仲裁协议，一方申请仲裁的，仲裁委员会不予受理。"

第二，放弃诉权。双方选择了仲裁，就意味着放弃了诉讼的权利。因为作为非诉讼方式的仲裁是在私法领域中诞生的，它尊重纠纷双方对自己的权利、义务，包括诉讼权的自我处理，是市民社会人们主动、自发地调节社会关系，保持社会和谐的一种制度。因此，经典的仲裁作为纯粹的市民社会的制度，选择了放弃对国家制度——诉讼的利用，相信依靠社会自治能够解决无关公共利益的私法领域的纠纷。用中国老百姓的话来说，就是"老百姓自己解决自己的问题，不给政府添麻烦"。《中华人民共和国仲裁法》第 5 条规定："当事人达成仲裁协议，一方向人民法院起诉的，人民法院不予受理，但仲裁协议无效的除外。"

第三，一裁终局。协商、调解作为非诉讼方式，需要双方合意才能达成和解协议，而仲裁却需要服从仲裁庭的裁决。因为在仲裁启动时，双方已经共同表明要采用仲裁方式，服从仲裁庭对纠纷的处置。《中华人民共和国仲裁法》第 9 条规定："仲裁实行一裁终局的制度。裁决作出后，当事人就同一纠纷再申请仲裁或者向人民法院起诉的，仲裁委员会或者人民法院不予受理。"因此，仲裁之后必须执行裁决。

第四，简便快速。由于仲裁采取一裁终局的方式，避免了诉讼中久拖不决，积年累月的现象。一裁终局能够一次性快速地解决纠纷，不会造成反复利用解纷方式，增加解纷机制压力的现象。

由于仲裁没有非常复杂和严格要求的程序，所以能够让双方畅所欲言，避免诉讼"对文化的偏好"。从诉讼审理现场我们观察到，一些文化水平不高的诉讼参与者，往往难以明了诉讼各个环节的功能，因此无法根据程序调整自己的行为，不知道在某个阶段可以说什么、不能说什么，出现还在证据提交阶段就开始喊冤诉苦，被法官打断，该说事实和意见的时候却没了想法的现象。这使得不熟悉诉讼严谨程序的诉讼参与者在审判中非常拘束、尴尬，难以言说自己的想法，有可能导致实际上的不公正。而仲裁以简单和非正式的程序，让双方更加自然地表达对事实的看法。

第五，不公开审理。仲裁是对私人和小团体利益作出的权利义务的重新划分，不关乎公共利益，只以双方满意、消除纠纷为要，因此并无必要公开审理。历史上，仲裁主要用于西方商业社会的商业合作纠纷，因此不公开审理可以保护他们的商业活动和商业机密。对于医疗纠纷，由于涉及医方信誉和患方的家庭隐私，也应考虑不公开为好。

第六，法律效力高。由于仲裁是一裁终局、放弃诉权的解纷方式，这就注定了仲裁是最终的救济方式。所以，必须保证仲裁裁决的执行力，否则纠纷等于没有被处理。《中华人民共和国仲裁法》第 62 条规定："当事人应当履行裁决。一方当事人不履行的，另一方当事人可以依照民事诉讼法的有关规定向人民法院申请执行。受申请的人民法院应当执行。"

第七，扩展性好。仲裁既可以更加严格和程式化，与诉讼靠近，也可以与调解相结合。《中华人民共和国仲裁法》第 51 条规定："仲裁庭在作出裁决前，可以先行调解。当事人自愿调解的，仲裁庭应当调解。调解不成的，应当及时作出裁决。"

仲裁是非常具有扩展性的一种非诉讼方式，正如前文所说，它是介于调解和诉讼之间的一种方式。如果按照第三方的判断作用从弱到强为解纷方式做一个连续谱（图 7-1）的话，仲裁是在调解和诉讼之间的某个位置。

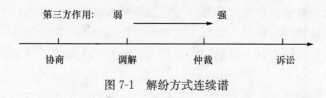

图 7-1　解纷方式连续谱

仲裁庭的作用，弱则与调解一致，仅仅是促进合意达成或提供处理参考意见；强则与诉讼类似，按照程序分清事实，然后作出裁决。仲裁一般处于调解与诉讼这两极之间，既倾听双方的想法与意见、分析事实，也在双方最有可能达成合意时，乾纲独断给双方做主。

当然，仲裁还有其他非诉讼解决机制所共有的特点，如依据灵活、第三方中立、费用低廉、维护和谐社会关系等。

从以上仲裁的特点也可以发现仲裁可能存在某些不利之处。总体来说，仲裁就是双方共同同意使用之后，通过一次裁决决定该纠纷的最终处理方案，不得再就该纠纷寻求解决，即一裁终局，放弃了诉权，而且裁决又必须执行。可以说，仲裁是快速的、独断式的解决方式。在仲裁庭权威性、公信力和专业水平都比较好时，自然不必担心，然而如果仲裁员并非那么公正和权威，专业水平也不一定令人满意时，仲裁庭的决定是否正义呢？对于医疗纠纷这种专业性强、原因复杂多变的纠纷类型，这样独断式的解纷方式是否能解决当事人对正义的需求呢？

三、仲裁应用的范围

理论上，民事主体间的私人权益之争均可以用仲裁解决。目前仲裁的使用领域有商事仲裁、消费争议仲裁、劳动争议仲裁等。

《中华人民共和国仲裁法》规定了下列纠纷不能仲裁：①婚姻、收养、监护、扶养、继承纠纷；②依法应当由行政机关处理的行政争议。但该法并没有禁止医疗纠纷使用仲裁，这给医疗纠纷的仲裁提供了可能性。

四、仲裁的发展

仲裁不是一成不变的，目前它主要有两个方向相反的发展趋势。一个方向是与调解融合的趋势。在仲裁的前期，仲裁庭会以调解者的姿态促进双方谈判，评价双方的态度和策略，指出达成合意的道路，如果调解成功，则仲裁庭以仲裁裁决的方式将双方合意的处理结果形成仲裁文书。如果调解到一定程度而无法进行下去，则仲裁庭发挥裁决作用，双方必须服从最后裁决。因为已经有前期的调解努力，已经接近了双方心里认可的方案，所以这时作出的裁决双方很有可能接受。因此，仲裁可以理解为对调解的完善。另一个方向是向诉讼靠拢，程序更加严格，更加依靠法律而不是依据当事人的态度和社会规范来裁决的趋势。因此，这两个方向的发展也就是仲裁在解纷方式连续谱上的左右移动。

现在某些领域的仲裁已经放弃了经典仲裁的一些特点，比如一裁终局、对诉权的放弃、合意启动仲裁，再比如劳动争议调解仲裁中采取的强制仲裁和诉讼前置仲裁。

本书认为仲裁万变不离其宗的四大核心要素是依据的灵活性、非法官的第三方裁决、简便的非正式程序及不公开审理。只要满足仲裁的核心四要素，就可以称之为仲裁，其他的特点都可以改变。因此，医事仲裁也可以在保持这四要素之外考虑医疗纠纷的特点，形成自己的医事仲裁机制。

第二节　医事仲裁的理论可行性

仲裁具有良好的扩展性，这是其他非诉讼方式所没有的优点。仲裁可以融双方谈判、合意促进型调解、评价型调解、裁决为一体。裁决方法可以更接近诉讼，按照医事法学和民法法律裁决，也可以更靠近非诉讼。这种扩展性和广泛的包容性，使得仲裁毫无疑问具有良好的可移植性。

本节将说明医疗纠纷由仲裁解决是合法正当的。仲裁和诉讼、调解相比具有的某些特点恰好是医疗纠纷所适合和需要的，而且仲裁可以满足社会对医疗纠纷处理的期望，可以满足医疗纠纷处理的中立、专业、权威的解纷原则。

一、医疗纠纷的可仲裁性

仲裁是从历史上的私人裁决发展而来的，即把当事人的权益交由非法院的私人来裁决，当事人服从该裁决。法理学认为，仲裁的初始状态应该是临时私人裁决，只是在纠纷发生时让双方认可的权威临时裁决纠纷，并非专业裁决，其核心是对第三方的信任和服从。

仲裁发展到现在，临时权威第三方演化为专业仲裁员和仲裁庭，处理依据也更为系统化，形成了非司法的裁决体系。作为司法体系之外的裁决体系，不免与司法体系产生了纠纷归口的矛盾。为了保障公民的合法权利，司法必然要限制仲裁能处理的纠纷类型，因此在法律上必须明确哪些纠纷可以由仲裁解决，哪些必须由国家司法体系解决。这就是所谓的纠纷的可仲裁性。

（一）国内的医疗纠纷可仲裁性

仲裁可以处理的是平等民事主体间对私人权益的纷争，当事人应该具有完全的权益处分权和完全的民事行为能力[1]。《中华人民共和国仲裁法》第 2 条规定："平等主体的公民、法人和其他组织之间发生的合同纠纷和其他财产权益纠纷，可以仲裁。"虽然在事实上有一定的专业特殊性和实际态势的不平衡，但在法律上医患关系依然是平等民事主体关系[2]。除强制医疗关系外（如急诊病人的救治），医患关系的建立、变更、终止和医疗纠纷的处理均实行意思自治[1]。在倡导医患和谐的今天，医患双方之间更是平等协作的关系。具体来说，医患关系属于非典型的合同关系——医疗服务合同关系。在一般情况下，患方挂号登记就是合同订立的"要约"，医方受理后就表示合同成立。

但是，医疗损害的性质又是医院对患者生命健康权的侵权损害。因此，医疗事故民事责任的性质是侵权责任与违约责任的竞合[3]。因此，在《民事案件案由规定》中，医疗纠纷诉讼的案由可以是医疗损害赔偿纠纷或医疗服务合同纠纷。而侵权损害的主要赔偿方式是经济赔偿，因此也可以看做是财产权益的纠纷。因此，医疗纠纷是平等当事人之间的关于经济赔偿的合同纠纷与侵权纠纷的竞合，符合仲裁法关于可仲裁性的规定。

（二）国外的医疗纠纷可仲裁性

我国的仲裁法中关于财产权益或民事合同纠纷才可以仲裁的观点受到了某些学者的批评，他们认为只要是有完全民事行为能力的民事主体，对于自己的民事权利的处分都可以通过仲裁。国外对于可仲裁性的规定，就更为宽松。

国外对于仲裁范围的规定，最具代表意义的是 1804 年的《法国民法典》，该法典第 2059 条规定："凡是可以自由处分的权利，均可以提交仲裁解决。"1998年《德国民事诉讼法典》第 1030 条第 1 款规定："任何涉及经济利益的请求都可以成为仲裁协议的对象。"[4]

因此，不拘于我国的仲裁法，从普遍意义的大陆法系法律来讲，医疗纠纷作为民事纠纷使用仲裁是合法正当的。当然由于其特殊性，也应该有特殊的医事仲裁机制。

二、仲裁的比较优势

（一）仲裁与诉讼的比较

美国法学家奥尔森对诉讼之恶有着犀利的评判："诉讼一般是侵犯隐私权和有损体面的。它总是通过使权利处于一种悬而未决的状态而阻止生产企业和生活的进步。它通过诱导诉讼参加人相互制造麻烦、困扰证人、拖延、隐匿事实而使他们腐败。它是以强凌弱之徒的竞技场和力量对比不均衡的战场。在这里，信任、谨慎、直言不讳的人绝不是那些厚颜无耻、冷酷和能言善辩者的对手。尽管人们可能把诉讼的厌恶减少到最低限度，然而，社会应在诉讼并非绝对必要时加以最低限度的劝阻。"[5]

仲裁与诉讼的区别表现在如下三个方面。

首先，医疗纠纷发生后患方沉浸在悲痛之中，而其他因财产引起的纠纷不会有如此强烈的情绪。因此，这种情绪应该有人性化的化解，纠纷也应该合情合理地解决。诉讼的冷硬和长时间的消耗，是对患方心理的折磨。诉讼有其严格的程序规则和国家强制力保证判决实施的优势，但严格的程序不可避免地造成诉讼延迟。英国有句名言"Justice delayed is justice denied"，意思是迟到的正义是没有意义的正义[6]。而仲裁制度的受理、庭审程序相对简单，实行一裁终局，可节省解决争议的时间，同时更能体谅当事人的情绪而进行处理[7]。

其次，由于法官对医疗知识的缺乏，无法判定医疗责任，所以大多需要进行医疗事故鉴定。法院的判决常常依赖医疗事故鉴定的结论，或者判决双方各让几步，作出妥协，以避开法官不擅长的医疗事实和责任的判断[8]。这导致了当事人对诉讼的不信任和不满意。医疗纠纷以其医学专业性使法官难以快速断案，拖延日久也就使正义的实际意义降低，无法有效解决医患冲突。仲裁机构因为与诉讼类似，容易让信任诉讼的当事人转而信任仲裁，且可以引入医学专家判断事实，可以更快速、便捷地解决纠纷，因此可以更有效地减轻医疗纠纷案件对法院的压力。

最后，患方与其社区附近医院的纠纷，如果公开审理，必然使双方情绪对立公开化，关系难以修复。患者以后不愿意再去该医院，不得不舍近求远，无法享受社区附近医院的便利[9]。而仲裁不公开审理则可以保护医方信誉和患方的隐私，利于日后双方的关系修复，使双方恢复和谐。

虽然医疗纠纷诉讼的缺点比较明显，然而诉讼作为国家强制力保障的、有可靠程序的、正义的解纷方式，在医患双方的心目中公信力较高。这是非诉讼方式难以比拟的。本研究调查发现，110位患者中有60.9%的认为诉讼的结果较为公平，只有29.1%认为诉讼结果不公平。同样的问题，116位医护人员中有53.4%认为诉讼较公平，42.2%认为诉讼结果不公平。由此可以认为，患者比医护人员对诉讼结果更为满意。这也许是因为法官在法律适用和自由裁量中倾向于保护弱者。

（二）仲裁与调解的比较

根据《中华人民共和国仲裁法》规定，仲裁的第一阶段应由仲裁庭主持调解。在仲裁庭的斡旋下，双方充分辩论，仲裁庭也借机了解双方的态度和策略，有利于调解不成时推出可接受的裁决。因此，仲裁本身就具有调解的功能。

调解与仲裁的区别在于仲裁能在双方无法由调解达成合意结论时，主动提出一个解决方案并让当事人接受，而调解方式只能宣告调解不成。因此，仲裁具有调解的所有功能，而调解无法具有仲裁的裁决功能。本研究调查发现，所调查的12家医院有50%的医务科负责人认为如果非诉讼方式得到完善，医事仲裁应该会是最好的医疗纠纷处理的非诉讼方式。

这也是由仲裁的扩展性决定的，除了最后必须作出裁决之外，仲裁的程序可以灵活制定，其中可以包含调解。一个完整的仲裁，第三方的作用可以是连续谱上的完整变化，包括维护良好的谈判环境、提供交流平台、营造理性公正现实的谈判风格、促进双方观点互相靠近、提供参考意见、提供可接受的解决方案并说服双方接受、裁决并强制双方接受。因此，仲裁是功能性最强，可塑性、扩展性最好的解纷方式。

三、仲裁的社会价值

仲裁的社会价值与当前社会要求和谐的价值是共同的。

一是替代诉讼、分流纠纷。社会转型期的一个特征就是各种社会关系的演变，因此是"矛盾凸显期"。司法体系作为国家的解纷体系承担了大部分的社会冲突化解工作。1979～1996 年，民事诉讼案件的年均增长率是 16.9%[10]。有人将诉讼案件的急剧增长称为"诉讼爆炸"，认为这是每个现代社会都会经历的弊端。仲裁作为非诉讼方式之一，其在当前社会的一个价值是作为"替代性的"纠纷解决方式，缓解医疗纠纷对司法体系的压力。

此外，由于仲裁与诉讼同样是以第三方裁决作出最终处理结果，所以仲裁与诉讼的相似性能使仲裁更加直接、有效地分流诉讼。而其他非诉讼方式由于处理机制的差异，还存在原本流向诉讼的纠纷能否适应不同解纷方式的问题。可能有些当事人只相信诉讼而不乐于采用调解，但是仲裁以"更简单的诉讼"的形象，能迅速分流医疗纠纷。

二是化解冲突，营造和谐。仲裁的本质是私力救济、私人裁决。它自诞生以来，所担负的使命就是化解私人间的纷争，营造社会和谐。由于国家公权力对私力救济的限制，仲裁只能在有限领域内发挥解纷作用。当前，国家也越来越认可私力救济在社会领域的作用，仲裁将发挥更大的营造和谐的作用。

三是推进法治，培养自治。我国的法治现代化基本是以西方的法律体系为蓝本的。然而，西方的"现代法律"与中国本土实情有着不可忽视的差距。如果所谓的法治，是无视本土法律和民俗，试图移植法律条文体系，那必定会破坏一个国家的社会规范、凝聚力和自治能力。在现代法治和社会真实解纷规范之间设置一个缓冲带，由仲裁等非诉讼方式来处理纠纷，是更加现实的推进法治的方法，也利于培养社会自我管理的精神；利于将非诉讼方法从规避法律的、违法的"私了"中提升出来，作为正式的社会解纷体制加以规范。相信参与式、自主式的解纷方式能使社会更快地学习法治的社会治理方式。

四、仲裁能获得社会的信任

一个纠纷处理机构，如果能做到公正、专业、权威，就会赢得社会对它的信任，也就能有效地处理纠纷。

第一，仲裁能满足医疗纠纷对公正的要求。因为仲裁是一种有别于调解的特定解纷方式，其工作程序和方法更加专业，需要专门仲裁机构进行运作。因此，仲裁机构不可能设置在卫生行政部门，也不可能与医学会并行设置[11]。它是一个超越卫生部门利益的中立机构，能够客观地对待医疗纠纷，公正地处理纠纷。

第二，仲裁能满足医疗纠纷对专业性的要求。首先，仲裁能满足医疗纠纷对医学专业性的要求。因为不同于诉讼中审判员只是法律专业人士，仲裁庭的组成可以由医学专家组成。此方面可以借鉴医学会医疗事故鉴定专家库的运作模式。其次，仲裁依然需要聘用律师、法官、医事法学工作人员作为法律方面的专业人员。由于仲裁庭可以由多方面专业人士共同组成，所以能更准确地了解事实，更智慧地分辨权益与责任，更娴熟地处理纠纷。

第三，仲裁能满足医疗纠纷对权威性的要求。当前仲裁的建立，需要庞大的资金和众多的专业仲裁员，个人和社会团体无力启动和维持，只能由政府主导和支持才能建立，而政府资助的仲裁机构必然具有权威性。

五、仲裁可能存在的不足

如果把社会上需要化解的大量纠纷看做是需要满足的需求——解纷的需求，那么由于纠纷的多样性和复杂性，解纷的需求也是多样的。有些纠纷简单而明确，可以快速协商或调解；有些纠纷虽然明确，当事人却有对立情绪、不肯妥协，需要快速而权威的裁决；有些纠纷复杂难明，不能仓促裁决，需要专家的判断和细致的调停等。所以，解纷方式作为一大类公共服务产品，其目的就是提供给人们满足各种各样的解纷需求的服务。因此，每一种解纷方式都应该瞄准社会解纷需求，作出自己明确的定位。而当前医疗纠纷三大解纷方式的各自缺陷，也正是因为没有正视解纷需求而导致的。

虽然仲裁具有连续谱的很长一段，可以让仲裁拥有巨大的灵活性和扩展性，然而这也可能导致仲裁定位的不准确。当前仲裁的发展有过于程式化和正式化的倾向，其越来越接近于诉讼。如此一来，仲裁本身的特殊性和必要性就显得模糊了，也难以满足特定的解纷需求，其作为公共服务产品的社会效益也就大打折扣。

综上所述，仲裁符合社会和谐的要求，能克服诉讼的缺陷，包含且有多于调解的优势，符合医疗纠纷的解纷原则。只要仲裁能找准定位，作出明智的公共服务产品设计，并建立、运行起来，其必然能满足社会对医疗纠纷处理的期待。

第三节　医事仲裁的现实可行性

虽然仲裁理论上具有比较明显的优越性，兼具非诉讼和诉讼两方面的优势。然而，为何仲裁在现实中迟迟没有推行呢？仲裁的出台和推行，具有哪些现实的可能性和现实的阻力呢？社会的文化习惯、现有的法律体系、现有的医疗解纷体系、政策决策体系和与医疗纠纷及其解决相关的社会群体又会如何对待仲裁的建立与运行呢？这些都是这一节里需要阐述的内容。

一、现实中的成功经验

（一）国外的成功经验

发达国家医疗服务业发展也经历了与我国当前类似的困境，"自二十世纪60年代开始，美国等西方国家的医疗纠纷急剧增多，医生们经常被卷入与医疗有关的诉讼中，西方国家经历了"医疗纠纷危机"[1]。频繁的医疗纠纷、高额的诉讼赔偿使医方不堪重负，也导致患方的医疗服务费用急剧上升。1965年，美国的医疗服务费用占GDP（国内生产总值）的6%，在2004年这个比例已经达到了14%，并且还在逐年攀升[1]。因此，美国、德国、日本等发达国家在医疗纠纷炽盛之时完善了医事仲裁制度，如今它们已经有20年以上的医疗纠纷仲裁的经验。特别是在美国，医事仲裁是医疗纠纷最为盛行的解决方式。

美国医事仲裁制度的推广很大程度上要归功于美国仲裁协会、律师协会、医生协会等社会行业组织的努力。"1998年，美国仲裁协会、美国律师协会、美国医生协会三个组织公布了一份报告，这份报告倡导公众使用仲裁、调解、谈判等替代性纠纷解决机制来解决与公共健康服务相关的纠纷。"[1]

仲裁协议由双方在服务购买合同中自愿达成，之后如果产生纠纷可以由任何一方提起仲裁，双方选定由仲裁协会、律师协会等提供的仲裁员，也有法院任命法官和仲裁员的形式。仲裁协议根据纠纷的程度、性质，仲裁员的数目和构成会有相应改变。

仲裁对医方责任、损害程度、赔偿数额等作出裁决。许多州的法律都承认仲裁裁决的终局效力，甚至可以由法院强制执行。但为了保护当事人的诉讼权，法律规定当事人依然可以在仲裁裁决之后起诉。这时，法官就会对裁决进行审查，很多时候，法官都会维持裁决[1]。

日本的医疗纠纷有三种解决方式：协商、诉讼与JMA解决。JMA（日本医师公会）是日本全国范围的社团法人，日本的医生可以自由参加各地的医师公会。1973年，JMA创建了"医师职业责任保险制度"，作为总承包人与保险公司签订合同，对会员医师的医疗过失承担赔偿责任，并创建了类似于仲裁调解的医疗纠纷处理机制。JMA内部有医师纷争处理委员会，在患者申请后与保险公司一道组成调查委员会，由医学专家6人，律师4人进行审议，以合议制原则通过决议，确定医疗责任、赔偿额和其他处理意见，以决议为依据处理医疗纠纷。JMA解决类似于我国的医疗事故鉴定，但具有了更直接的解纷功能。

此外，新西兰、德国也有医疗纠纷的调解仲裁社会组织。与日本类似，德国调解仲裁机构也是由医师协会联合设立，由律师和医生组成调查和调解小组，并由保险公司支付机构办公费用[3]。综上所述，发达国家的医事仲裁具有如下共同点：行业协会为主的社会组织推行、鉴定（或称调查）与仲裁同步进行的。

国外的医事仲裁成功经验说明，仲裁方式是可以在现实中妥善处理医疗纠纷的。

（二）我国的少量仲裁实践

虽然我国没有系统的医疗纠纷仲裁机制，然而在某些地市的仲裁委员会和卫生局的共同推动下，也有过少数的调解仲裁实践。

2003 年，安徽省合肥市卫生局和合肥仲裁委员会通过仲裁形式，妥善处理了15 例医疗纠纷[12]。太原仲裁委员会医事纠纷调解中心于 2006 年 7 月成立，当地医患纠纷可以通过仲裁程序得到第三方仲裁机构出具的具有法律效力的仲裁结果。

2006 年年底，天津市仲裁委员会医疗纠纷调解中心正式挂牌，《天津仲裁委员会医疗纠纷调解规则》同时生效，其中规定"可以请求调解庭根据和解协议作出调解书或者持已签署的和解协议及达成的仲裁协议，向本会提出根据和解协议作出裁决书的申请"。

各市仲裁委员会推行的这些解纷模式，并非仲裁而以"调解"为名，只是在调解成功时可以申请作出仲裁裁决书。因此，真正在调解不成时可以仲裁的医事仲裁制度依然没有成功的先例。

二、利益相关者分析

利益相关者是指某个决策实行所影响到的利益群体和能够影响该决策制定和实行的利益群体。利益相关者分析（stakeholder analysis）的意义在于通过分析某决策对利益相关者的影响和利益相关者的反应行为对该决策的影响，为决策提供决策的可行性和效果的预测分析。

利益相关者分析分为如下的步骤：确定决策主体、确定内部利益相关者、确定外部利益相关者、分析利益相关者的期望和责任、分析利益相关者的利益、分析决策对利益相关者的影响、分析利益相关者的权力、预测利益相关者的反应、预测利益相关者之间的互动、得出决策的可行性、作出决策推行的策略。

由于涉及的利益相关者会较多，所以在分析利益相关者的利益和权力后，可选取其中主要的几个利益相关者，对他们的反应和互动进行预测。

假设决策是这样的：在某地市级实施建立医事仲裁机制的政策，即建立"医疗纠纷调解仲裁中心"，同时在该地推广医疗责任保险。医疗纠纷调解仲裁中心不隶属于卫生局，而是市政府、卫生局、司法局、医学会共同支持的独立社会团体法人。下面是利益相关者分析步骤。

（一）必须确定各方面的利益相关者

（1）决策的主体。市一级政府要出台行政规章须由市委市政府领导层决策，具体是由市委书记、市分管卫生的市长、市卫生局领导与他们带领的决策咨询机构共同决策的。

（2）决策的内部利益相关者。其包括决策主体和决策运行不可缺少的合作机构，可能有卫生局、市仲裁委员会、市司法局和法院、市医学会、保险公司。

（3）外部利益相关者。其是决策运行后可能影响到的利益群体，如市各医院、患者、律师、消费者权益保护协会、媒体、公安部门、公众、学术机构等。

（二）确定利益相关者的期望与责任

（1）决策主体。市领导层的期望与责任是保障辖区内的人民健康和良好的医患关系，尽量减少医疗纠纷，降低医疗纠纷对社会的不良影响，收获政治美誉；同时也对自己的决策异常谨慎，因为政策失误带来的恶果将损害自己的政治形象。

（2）内部利益相关者。卫生局期望既维护医患关系，降低医疗纠纷的恶劣影响，又希望减少医疗纠纷对卫生局其他工作的影响，减少卫生局的工作负担；市仲裁委员会期望发展仲裁事业、发挥仲裁的解纷作用；司法部门的责任是有效解决医事诉讼，期望自己能更好地解决医疗纠纷，也期望减少医疗诉讼案件带来的压力，"法官们也希望在审理医疗纠纷案件前有一个类似劳动仲裁的前置程序，以解决专业技术问题"[13]；医学会的责任是做出医疗事故鉴定，期望能够更快速和准确地做出鉴定，提高鉴定水平和效力；保险公司的责任是给股东会赚取利润，从医疗责任保险中获得收益。

（3）外部利益相关者。市各医院的责任和期望是减少医疗纠纷数量和带来的损失及对工作的影响；患者希望有公正的医疗纠纷解决渠道，免除自己就医的后顾之忧，他们的责任是为自己选择最有利的解纷途径；律师期望自己能在医疗纠纷解决中占据更重要的地位，责任是用法律维护委托人的权利；消费者权益保护协会期望能够保护患者作为消费者的利益，在医疗领域发挥自己的适当作用；媒体期望能够挖掘更多与医疗纠纷相关的、新鲜的、有公众效应的事件和新闻，责任是客观地、快速地披露医疗纠纷的相关新闻信息；公安部门期望减少"医闹"和恶性医疗纠纷，责任是保护医患双方的正当利益，维护社会稳定；公众的期望是看到社会治理的积极变化，看到社会越来越和谐，基本只是观望没有责任；学术机构与公众期望相同，责任是提出客观的建议，帮助建立更好的解纷机制。

（三）各利益相关者的利益

（1）决策主体。这一决策中他们的利益很多，医疗纠纷可能威胁当地社会和谐稳定，影响他们的政治生涯。

（2）内部利益相关者。决策中卫生局利益多，医疗纠纷将走出卫生业，涉及卫生局的机构和工作；市仲裁委员会可能直接管理医事仲裁，相关利益较大；市司法局和法院有中等的利益，仅仅影响一部分工作；市医学会在该决策中具有重要利益，将改变它们的很大部分的工作内容；保险公司也有较大利益，将为其带来新的保险领域。

（3）外部利益相关者。涉及市各医院的很大利益，能较大地改变医院工作面貌；涉及患方重大的利益，关系到其生命与生计；律师利益关系较小，被选中作为仲裁员的可能性很小；消费者权益保护协会、媒体相关利益很小，医疗纠纷只是他们的工作范围中很小的一块；涉及公安部门、公众利益中等，他们只是辅助参与和观望；学术机构利益相关较小，该政策属于地方政策，咨询和课题规模较小。

（四）对各利益相关者的影响

（1）决策主体。决策制定需要其付出较大的努力，需要省级部门的包容和认可，需要协调卫生、司法、公安等各个部门，需要给予长期的财政支持；作出决策后，将承担政治责任，承担社会治安、卫生发展变化的风险，对其影响较大。

（2）内部利益相关者。卫生局将减轻医疗纠纷带来的工作负担，改变在医疗纠纷解决中的工作方式和责任，带来积极的变化；市仲裁委员会增加了管辖领域和财政支持，增加了工作量；市司法局和法院减少了医疗诉讼案件，减轻了医疗赔偿诉讼的审判难度，需要负责法官等人员加入仲裁工作；市医学会将鉴定引入仲裁，新的工作机制带来的改变并不很大，但增加了一些工作量；保险公司也有较大利益，进入新的保险领域。

（3）外部利益相关者。医院能减少医疗纠纷带来的损害，减少工作难度，对医院没有坏处，但可能会交纳一笔保险费；患方将有新的解纷选择，会被劝说和引导到仲裁中，不得不适应新的体制，然而会让他们觉得更公正可信，虽会不太习惯，但是有益处；律师可能会失去少量协商中的工作机会，也可能被选中作为仲裁员，益处不大；消费者权益保护协会、媒体、公安部门、学术机构都没太大影响；公众将有新的热情看待医疗纠纷的解决，没有直接影响。

（五）各利益相关者的权力

（1）决策的主体。这个政策是由市委市政府领导层决策，他们拥有绝对的行政权力，是该决策的主要影响者。

（2）内部利益相关者。卫生局由于是行政部门，专门管理医疗卫生事务，所以具有很大的权力，并且可以影响市政府决策主体；市司法局和法院具有一定权力，能够影响决策主体；市仲裁委员会是医事仲裁的主要管理人，对决策的影响力较大；市医学会、保险公司权力较小，只能传递一定信息给公众和决策主体。

（3）外部利益相关者。市各医院权力中等，可以影响卫生行政部门；患方权力较小，虽然造成了较大社会舆论，但是没有统一的声音，无法清晰表达诉求；律师、消费者权益保护协会、媒体、公安部门等权力也较小；公众权力较小，可以营造社情民意的焦点，然而因为也是社会组织表达，不容易有力影响决策；学术机构权力较大，他们可以科学地分析医疗纠纷状况，给决策主体提供可靠的信息，影响决策主体。

（六）各利益相关者的反应

（1）决策主体。决策主体有建立更好的解纷机制的政治动机，也在讨论与探索。然而毕竟当前的有关解决机制和法律体系都已经建立起来并能较好地解决纠纷，医疗纠纷并没有成为严重社会问题，因此他们的行动并不迅速高效。并且他们对仲裁机制了解不多，考虑仲裁机制时很犹豫。

（2）内部利益相关者。卫生局支持决策，会积极地提出设立新解纷机制的政策建议，积极配合市领导层的调研和决策，但是本身并没有决策权，而且对仲裁也较为陌生；市司法局和法院、市仲裁委员会支持仲裁引入医疗纠纷，能配合决策执行；市医学会不反对，处于中立状态；保险公司较为支持，但担忧保险是否能顺利推广。

（3）外部利益相关者。医院会全力支持，本研究调查也显示，12 家医院中有 10 家表示如果推行医疗纠纷仲裁方式会愿意使用仲裁，116 位医护人员中有 46.6% 表示愿意选择公正的第三方，仅 9.5% 表示不愿意采用第三方非诉讼方式；患方也较为支持，但比较迟疑，信任的建立是一个漫长的过程，调查显示 110 位患者中 42.7% 的患者愿意使用第三方非诉讼方式，37.3% 的患者表示"看情况吧"，持观望态度；对律师业务影响不大，律师基本保持中立；消费者权益保护协会、媒体、公安部门、学术机构、公众都会比较支持。

（七）选择比较主要的利益相关者

做权力-利益矩阵图（图 7-2），以选择利益相关度高，或者权力大的利益群体，忽略既无大的利益关系，也没有大的影响力的利益相关者。

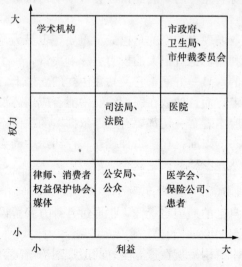

图 7-2　权力-利益矩阵图

选人的利益相关者有学术机构、市政府、卫生局、市仲裁委员会、医院、医学会、保险公司和患者。

再对这些主要利益相关者做权力-态度矩阵，如图 7-3 所示。

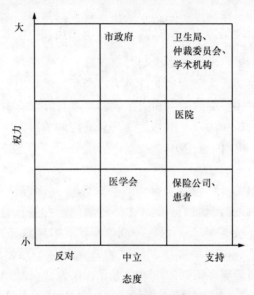

图 7-3　权力-态度矩阵图

分析权力-态度矩阵图可以发现，在主要的利益相关者中没有反对实行医疗纠纷仲裁的。其中，医疗纠纷并没有给医学会带来实质损害，它考虑到自己将面临的工作变化会选择中立的态度。作为公共服务产品的医事仲裁的实行，对社会各利益相关集团都是有利无害的。因此，社会基本上是认可医事仲裁解决医疗纠纷的。

结合两个矩阵图，发现市政府的角色最为重要，也最为矛盾。一方面，它在该决策中涉及很大的利益，也有很大的权力去影响决策，一个好的医事仲裁的实行对它是有很大好处的；另一方面，它又站在中立的立场上，因为对仲裁能否产生好的效果尚不能确定，而且仲裁在医疗纠纷中能否应用还没有国家和省级政府的明确态度。地市政府本着"一切都要有法律依据"的执政态度谨慎行政，在国家或省政府没有表明态度以前，在医事仲裁在医疗纠纷中尚无更可靠的、成功的实践经验之前，它依然在酝酿与讨论这个决策。

（八）各主要利益团体间的互动

各利益团体出于自己的期望与责任，将通过各种方式游说其他利益团体向自己妥协。

卫生局及卫生学术机构一直在探寻更好的医疗纠纷解决之道。学术机构的学术报告和卫生局的实务信息必将助推市领导层的积极决策。医院通过将医疗纠纷及其解决情况上报给卫生局，给卫生局提供医疗纠纷的实务信息。患者虽然没有独立的利益表达组织，然而媒体和学术机构均能在一定程度上代表他们的声音，通过新闻报道和学术研究影响社会和市领导层。市仲裁委员会是专业的仲裁机构，是该决策实行的重要支柱。然而它在仲裁决策过程中，只能作为非政府组织与学术机构一道提供政策咨询和建议。其中，卫生局和卫生学术机构将是对市政府、社会影响力最大的仲裁机制游说者。

由于不存在反对医事仲裁的利益集团，在各大"支持派"，尤其是在市卫生局、市仲裁委员会、学术机构的劝说下，中立的市政府为了整个社会的和谐，必然向"支持派"妥协。

三、公共政策角度的分析

（一）政策选择过程中同类政策的竞争

市政府在政治利益的驱使下，必须会解决医疗纠纷带来的社会和谐损害。它有诸多的政策选择，医事仲裁只是其中之一。政策选择可以分为三组：一是加强医疗质量和病人安全管理，以预防纠纷发生；二是完善现有法律、完善诉讼、完善行政调解等现有制度；三是建立医疗纠纷人民调解、医疗纠纷仲裁等新的解纷方式。市政府会逐一比较这些策略的可预测性、可行性、有效性、负面效应、政策成本。这些策略之间互相竞争，某些出台为公共政策，某些则被搁置。

第一组政策通过加强医疗质量和病人安全管理，是从源头上预防纠纷，是一个长期的、安全的策略，有良好的可预测性，没有负面效应，因此是市政府首先采纳的政策。第二组政策是完善已有制度，政治风险较小。第三组是探索新机制，风险较大，但是其中人民调解历史悠久，在社会中影响力更大，因此其可预测性和有效性都得到了保证，并且在浙江宁波、山西等地取得了实效，有可资借鉴的成功经验，相对于仲裁又更可靠，更可能被选择。

现在没有一个真正的医疗纠纷仲裁制度，如何建立没有经验可循。仲裁机制建立的实务规则，如组织的法人属性、组织隶属、是否需要机构编制、如何保证财力支持和人力资源、如何设计医事仲裁的规则、如何保证多部门的协调配合等，都需要摸索。因此，对于决策主体来说，医事仲裁缺乏可资借鉴的经验，可预测性低，政策成本高。另外，仲裁的终局性会给解纷带来一定风险，如果仲裁庭不够公正、专业，那么一裁终局的裁决将造成难以救济的不正义。

因此，带有一定风险和不可预测性的仲裁在公共政策竞争中，特别是在与人民调解的政策竞争中处于下风。谨慎的市政府更多会选择人民调解。这也说明，仲裁要成为谨慎政府的公共政策，还需要多次的尝试和探索，积累实际操作经验。正是考虑到仲裁的风险和不可预测性，太原、天津采取的是调解与仲裁相结合的形式，在调解成功后再申请裁决，即仲裁在解纷方式连续谱上向调解偏移。

（二）制度的路径依赖

政府过去的决策会影响现在的决策，政策的惯性使决策者形成了对以往制度的路径依赖。行政调解是之前对医疗纠纷解决方式的政策，它影响现在的医疗纠纷解决机制的决策，导致其偏向于调解。制度的路径依赖对于医事仲裁是一种不利因素。

（三）仲裁推行所需的资源

（1）人力资源紧缺。医事仲裁的推行需要医事法学、法律方面的人才全职从事医事仲裁的建设工作。在医事仲裁没有建立的情况下，比较难以吸引这些优秀人才。并且当前成熟的医事法学人才集中于医院、法院、高校、律师事务所，在现单位从事医疗纠纷相关工作。除律师事务所是市场经济主体外，医院、法院、高校都是事业单位或国家机关，人员调动比较困难。而且调动之后可能会影响原单位的工作。这就造成人才缺口。而这些成熟的优秀人才是医事法学毕业生难以替代的，短时间难以补足。

（2）较大的财力、物力需要。一旦医事仲裁要建立，就需要理顺它的机构地位，需要政府的认可，需要场地、资金的投入，这都需要政府给予大量的资源和工作的配合。

（3）政治资源与精力。医事仲裁的顺利建立与实施需要仲裁委员会的专业指导，司法部门和法院的法律指导，需要卫生部门的认可和配合，这些多部门合作需要大量的机制设置和演练，需要市级政府调动高层的政治资源和精力。只有较高的政策优先权才能获得这样的政策制定的待遇。政府是否会把医事仲裁放到如此重要的政策地位还是未知数。

四、医事仲裁建立的社会学分析

（一）仲裁的发展速度缓慢

仲裁制度在中国的发展仅有十几年的历史。仲裁依然是这个社会的新生事物，处于自身发展的初级阶段。国务院法制办公室负责联系仲裁工作的卢云华同志在《中国仲裁的特色和发展》一文中指出："在相当长的历史阶段中，我国仲裁工作的基本矛盾是先进的仲裁制度与相对滞后的社会仲裁意识、初始的仲裁工作水平之间的矛盾。主要矛盾是仲裁工作的作用与市场经济的需求不相适应的矛盾。"[14]

不仅仲裁制度本身的法律法规、规章制度不甚完善，而且各社会部门对仲裁制度的认识也有所区别。仲裁传统领域如经济合同、国际贸易使用仲裁已经成了大众所公认的解纷方式，劳动争议领域也在 2008 年通过了《中华人民共和国劳动争议调解仲裁法》，但是在医疗领域，依然没有使用仲裁的习惯。并且"各地各级人民法院对仲裁制度的认知程度和实践中的操作方法差别很大，各地政府对各地仲裁机构的管理程度各异"[14]。所以，仲裁的发展尚需要更大力度的推广，也需要各地政府的小心论证、大胆实践。

（二）医事仲裁的社会基础薄弱

仲裁的发展起步不久，医疗机构和患者对仲裁制度不甚了解，没有利用仲裁的习惯。在调研中，某律师认为，目前仲裁在民商事纠纷、劳动争议上应用较广，医事仲裁则没有听说。法律、医学界对医事仲裁依然陌生，社会公众和患者更加无从理解医疗纠纷仲裁。医事仲裁社会知晓度较低，即使医事仲裁仓促出台，公众尚无利用仲裁解决医疗纠纷的习惯，这会使医事仲裁如同虚设。

此外，医事仲裁需要医患签订仲裁协议，服从仲裁裁决，并且实质上一定程度地放弃了诉讼解决的可能性。这对于医患双方都是一个比较困难的选择。在医事仲裁刚刚起步时，在仲裁方式尚不为人广知时，让人们接受并服从这种解纷方式几乎是不可能的。

因此，医事仲裁的建立和推行面临着本身发展滞后、社会基础较差、条件要求过于苛刻的不利因素。为此，不仅需要发展仲裁事业，也需要有效地宣传仲裁在医疗领域的解纷作用。可以将医事仲裁的利用作为行为改变目标，对此进行社会营销，加强社会对仲裁的认识，培养社会利用仲裁解决医疗纠纷的习惯。

（三）医疗纠纷处理的社会供需矛盾

当前，医疗纠纷的社会矛盾是医疗纠纷解决的巨大需求与医疗纠纷解决方式有限的处理能力之间的矛盾。处理能力有限不仅是解纷方式不妥或是解纷能力不足的表现，而且解纷方式之间配合比较混乱。不同类型医疗纠纷的解纷需求没有设置针对性的解纷方式进行满足。最为明显的是，作为最终的纠纷解决方式的司法救济，被放在医疗纠纷解决的第一线，承担了过重的纠纷处理任务。这既是对司法解纷能力的浪费，也是让司法去解决其所不擅长的医疗专业领域的纠纷。本研究调查发现，广东和湖北两省 12 家医院的医务工作者只有 2 位表示满意当前的医疗纠纷解决机制，有 5 位表示不满意。这种社会解纷需求与实际解纷方式、解纷能力的矛盾推动了各地的医疗纠纷解纷方式的探索，也是医事仲裁建立和发展的良好社会契机。结合前文的利益相关者分析，在这样的社会背景下，只要做好医事仲裁的学术研究和学术呼吁，做好医事仲裁的社会宣传与社会营销，就能改变决策主体的中立态度，推动医事仲裁的建立。特别是在目前未探索医疗纠纷人民调解的地区，可以尝试建立医疗纠纷调解仲裁。

（四）缺少社会组织的弊端

在利益相关者分析中看到，患者是与医事仲裁建立有很大利益关系的群体，是直接的受益人。然而，目前缺少患者利益保护组织以表达患者的声音。如果有这方面的组织为患者表达对医疗纠纷仲裁方式的期望，将更快地形成医事仲裁的社会基础和政治压力，迫使政府更快出台医事仲裁的试行。而该方面社会公益组织的空白，导致各利益群体不能充分参与公共政策制定前的博弈过程，这也是导致理论上如此优秀的医事仲裁无法诞生的不利因素之一。因此，政府应该提倡和引导社会建立患者利益保护组织，以有形、有效、理性地表达全社会患者的呼声，使其参与公共政策的博弈过程。这样，公共政策的结果才会更加科学，更加符合社会的需要。

五、可行性总结

从法律体系来看，医疗纠纷使用仲裁是合法的、正当的。仲裁具有比诉讼、调解更多的优势，能够满足医疗纠纷的解纷原则。社会当前医疗纠纷解纷需求和解纷能力之间的矛盾给予了医事仲裁建立的历史契机。利益相关者分析表明，主要利益相关者中没有反对医事仲裁的，而支持派的游说将最终说服决策主体作出试行医事仲裁的决策。

在支持者与决策主体关于是否建立医事仲裁的博弈过程中，对于医事仲裁的不利因素依然存在。仲裁发展历史短，社会基础不深，加上医事仲裁无可借鉴经验，因此政府部门和专家学者对于医事仲裁尚存迟疑。特别是关心政治形象的谨慎的政府领导层，容易选择更为确定和实用的预防政策、调解政策。社会大众对仲裁认识较浅，没有使用医事仲裁的习惯。加上仲裁本身对诉讼权的一定损害，造成仲裁解纷的风险较大。此外，社会组织力量薄弱，无法有效地参与政策制定的博弈过程，使得游说过程缺少患者的声音。这也使仲裁少了一股支持力量。

建议政府可以试行与天津等地类似的"医疗纠纷调解仲裁"。可以规定由仲裁委员会管理医疗纠纷调解仲裁，强制调解，如调解不成，仲裁庭可在给双方介绍仲裁后，建议双方采取仲裁方式解决。在签立仲裁协议后，由仲裁庭进行裁决。这样，仲裁是在调解的基础上进行的，也是在双方合意的基础上进行的，应该较为可行。下文将着重设计这一强制调解、合意仲裁相结合的医疗纠纷调解仲裁机制。

第四节　医事仲裁机制的理想模型设计

一、仲裁的应用原则

仲裁的应用原则是在医疗纠纷调解仲裁的设计中和在调解仲裁过程中，需要遵守的原则。

第一，充分调解。调解是解纷谱上介于双方谈判和第三方决断之间的形式，能帮助双方建立良好沟通，从而了解双方的心理和态度。在充分调解的基础上作出的仲裁才能更好地被接受。这也是符合非诉讼解决机制尊重当事人自治的价值原则。

第二，尊重合意。为了克服仲裁本身的独断风险，开始仲裁一定要基于双方合意的仲裁协议。如果双方有任何一方不同意仲裁，表示不信任裁决，那么就不得进行仲裁，只能进行调解。

第三，辨清事实。医疗纠纷的解决无论通过何种方式，关键之关键都是要辨清纠纷的医疗事实。不了解医疗过程、过失、因果关系，是无法公正处理纠纷的。因此，要充分发挥医学专家的优势。

第四，发挥特长。发挥仲裁本身的省时、私隐、公正等优势，做到便捷、快速、公正、和谐地解决纠纷。注意在解决纠纷的同时，保护好双方的尊严、荣誉、隐私和和谐的社会关系。

只有做到以上四点，仲裁才能既发挥自己的特色和优势，又能够和谐地、彻底地消弭医患冲突。

二、仲裁的设计

在前文可行性分析的基础上，实践上文所说的仲裁应用原则，本研究将医事仲裁机制设计为"先行调解，双方合意后仲裁"的医事仲裁制度，其机构名称为"医事仲裁委员会"。同时设立医疗责任保险，各公立医院必须参保。医事仲裁制度基本的过程是：在纠纷解决的过程中先行调解，使用专家鉴定明确医疗过程，在事态清楚的情况下，结合双方的意愿进行仲裁，由保险公司负责赔偿。

仲裁的设计包括仲裁的内部和外部的组织设置、仲裁机制的设计、仲裁机构的人财资源渠道、仲裁在解纷体制中的衔接、相关的其他机制。

（一）仲裁的机构地位和组织结构

医事仲裁委员会有自己的机构、场所、资金、人员和工作机制，是独立的、非营利性的社会团体法人。

1. 机构性质和外部联系

为了保证仲裁的公正和中立，将仲裁机构的法人性质设置为社会团体法人。医事仲裁委员会的建立和运行，可以用"政府搭台、社会唱戏"来比喻，政府提供硬件资源和各方面的配合工作。医疗纠纷调解仲裁机构由社会和政府共同资助，接受它们的监督和审查，各政府部门必须配合其工作。在医事仲裁机构的要求下，由司法部门和法院提供法律培训并配合其工作。同时，当地仲裁委员会对医事仲裁提供仲裁工作和日常组织工作的指导。因为仲裁委员会本身的非行政特性，所以在其指导下，医事仲裁能保持中立性、非行政性。

此外，为了保证仲裁拥有必要的医学资源，卫生局、医学会对医事仲裁机构提供人员支持和工作上的积极配合。

2. 内部的组织机构和职责

内部组织机构（图 7-4）大概包括主任和副主任、办公室、人事科、财务科、调解科、咨询室、医学科、保险科。

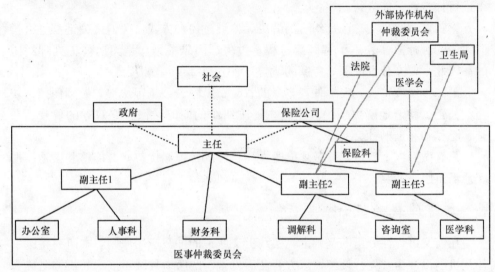

图 7-4　医事仲裁委组织机构

主任和副主任负责对医事仲裁委员会的整理运行和对外联系等事宜，是总负责人及其副手。其中，主任1名全面负责各项事宜；副主任设3名，内含专门负责医学专业事务，分管医学科，并对外联络医学会和卫生局，和专门负责法律方面事务，分管调解科，并对外联络法院和律师协会以及分管办公室与人事的副主任1名。

办公室负责案例资料存档整理以及其他案牍、会议等秘书工作；对社会公布医事仲裁委员会的工作情况。

人事科负责人力资源管理，如招聘、薪酬、培训、调动等；负责仲裁员库的日常管理。

财务科负责管理财务收支，保证运营资金，对社会、政府和保险公司公布财务状况。

调解科由调解员组成，负责调度调解员赶赴医疗纠纷现场及完成各个受理案件的解纷工作，对调解员的工作进行管理和评估；设专线电话，接受当事人医疗纠纷处理的请求，并登记案件；与法院、仲裁委员会的联络和合作。

咨询室是对外服务的窗口，由调解科和医学科派人值守。它为医院和患者提供医疗纠纷处理的建议，为患者普及医学知识。

医学科由医事仲裁委员会的医学专家组成，在调解时组成专家组，进行医疗纠纷的事实鉴定；负责与医学会的联络和合作。

保险科由保险公司派人设立，不对医事仲裁委员会负责，只对保险公司负责。职责是案件登记和资料收集，处理理赔程序。

（二）仲裁的人员配置和财政配置

医事仲裁委员会的工作人员分为行政管理人员、调解员、聘任的医学专家、仲裁员库四种，当本机构人力不足时可通过法院和医学会外请法官和医学专家。其中，前三类是医事仲裁委本机构的工作人员，领取薪酬和绩效工资；仲裁员及其他外请专家给付其劳务费。仲裁委员会确定机构人员编制后，由政府和保险公司批准。

1. 各类工作人员的资质

（1）行政管理人员，应具有优秀的日常行政办公工作素质，能迅速到位地处理信息和文书、联络、会议等秘书工作。

（2）调解员，应当由有丰富的医疗纠纷处理经验的律师或前法官、医事法学工作者和医事法学专业毕业生、熟悉医院工作和医疗纠纷规律的前医生和医务管理人员担任。他们不一定要有法律文凭或医学文凭，但必须具备这些知识和技能：熟悉医疗纠纷状况、掌握医事法律、有足够的医学知识，并且有较好的人际谈判能力和心理素质，善于处理突发事件。

（3）医学专家，应聘用医疗纠纷多发科室的专科医生担任，如骨科、妇产科、儿科、心胸外科等科室。其他纠纷少发临床科室和病理、医技专科医生以及法医，则在需要时由医学会和法院配合提供。聘用的医学专家必须在专业领域具有中级或以上职称，外请的医学专家则依医学会鉴定专家库专家抽取办法抽取。

（4）仲裁员库，应由医事仲裁委员会聘用当地和邻近地市的有医疗纠纷处理经验的法官、资深律师组成。在当事人同意仲裁时，从仲裁员库抽取仲裁员进行仲裁。

2. 人力资源管理工作

（1）医事仲裁委员会领导的选任。医事仲裁委的领导，即主任和副主任。首先，由政府和保险公司共同组织，公开举行医事仲裁委员会的领导人选任工作。主要由地市仲裁委员会、卫生领域管理专家和法院的工作人员参与竞选。由当选的主任和副主任招徕和确定医事仲裁委员会的中层管理层，即各个科室的负责人。

（2）人员招聘、管理。根据医疗纠纷调解仲裁的工作需要，对社会公开招聘调解员、医师和行政办公人员。对拟进工作人员做好资质考查工作，尤其要管好对拟进调解员的考查，包括对既往的学科背景和工作经历的审查，对知识和能力的考查，以及对于医疗纠纷处理实践能力的考查。另外，准确描述各个科室和各类工作人员的工作职责，做好日常人事管理工作。定期考核人员工作绩效。对不符合工作要求的人员要开展专门的培训。淘汰无法胜任工作的人员。加强工作人员的社会服务意识和责任意识的教育。

（3）人员培训和培养。由于医事仲裁刚刚起步，所以特别要抓好人力资源质量，定期开展对不同类别工作人员的培训，不断提高人员工作技能。可以邀请知名医事法律、医疗纠纷实务和仲裁等方面的权威人士对调解员和仲裁员进行专业培训。要以专业和高水准的工作人员和高效、公正、权威的工作取得社会的信任，赢得医事仲裁的第一印象。当医事仲裁运行机制成熟、为社会广泛接受、医事仲裁工作量达到一定程度后，可以设置较为规范、成熟的医事调解员和仲裁员培养项目，开始培养专门的调解员和仲裁员。招聘一批资深法律工作者和医事法学人才，对他们进行仲裁技能、医事法律和基础医学知识的培训，使他们符合医疗纠纷仲裁的资质要求，成为具有医学、法学、纠纷解决学等多学科综合知识背景的专业医事调解员和仲裁员。

3. 财务管理

医事仲裁委员会是非营利性的社会团体法人。为了鼓励社会使用医事仲裁，医事仲裁委员会向当事人提供免费的咨询服务和解纷服务。一切人员费用、建设费用、管理和运行费用等开支都由政府和保险公司分别承担、共同资助，同时接受社会捐助。由政府和保险公司不定期派遣会计审计财务和资金状况。财务状况和收支列表定期在机构网站公布，以便接受社会公众的监督。通过多元投资保证医事仲裁的资金来源，通过公开透明严格的财务制度，取得资助人和社会的信任。

（三）医事仲裁委员会的工作内容

1. 医疗纠纷应对咨询

医疗纠纷发生后，最重要的事情是找到合理的应对策略，既维护当事人的利益，又能妥善快速地解决。当事人，特别是患方，在面对医疗纠纷时往往陌生且有受害者心态，不能理性处理。同时，医事仲裁委员会作为专门的医疗纠纷处理机构有长期的经验积累，其工作人员也有多年的医疗行业和法律行业的纠纷处理经验。因此，在医事仲裁委员会的机构中，设置医疗纠纷应对的咨询服务，能够发挥机构和人员优势，提供给社会尽早的医疗纠纷处理服务，避免医患矛盾激化。

应对咨询的工作机制是设置咨询室一间、热线电话若干，由调解科和医学科制定轮值表，每天抽人员值守，既有面对面服务，也可以通过电话服务。在医疗责任保险投保医院设醒目小贴士广而告之，也将此服务信息告知医院医务人员，鼓励他们使用。

预计该服务在医事仲裁刚启动时，使用率不会很高，应作好宣传和公益广告。更重要的是，以实际的解纷工作提升医事仲裁委中立、权威、专业的形象，让当事人主动乐意前地来咨询。

2.调解与仲裁的程序

第一，签订解纷协议。参加医疗责任保险的医院的所有医疗纠纷在进入诉讼程序前，必须经过医事仲裁委员会的医疗纠纷处理，即把医疗纠纷调解仲裁在法律上规定为诉讼前置程序。因此，在患者就医时，必须签订解纷协议，表示同意在与院方产生医疗纠纷且双方无法自行解决时，使用医事仲裁委员会的医疗纠纷调解仲裁解决纠纷。

第二，接受申请。医事仲裁委员会的调解科有专线电话，接受医方和患方打过来的要求协助处理医疗纠纷的请求。调解科接到电话并询问纠纷基本信息后，派遣合适的调解员和专科医生前往医院调查处理案件。

第三，院内调解。到达医疗纠纷现场后，调解员和专科医生亮明自己身份，与医方代表和患方代表在专门的院内接待室开始沟通。首先要倾听双方意见、了解纠纷态势，然后建立平和的交流气氛，帮助双方理性谈判，必要时请公安部门协助维护和平环境，防止极端事件。调解员了解情况后，适时介入调解，提供处理建议。专科医生可以查看病历，向院方医生代表和患方了解医疗过程，向患方解释医疗过程，帮助理清事实。调解成功后，收集必要病历资料、签订调解协议，上报卫生局和保险公司，开始进入保险理赔程序。首次调解不成，可择日再次调解。二次调解不成，进入院外处理程序。

第四，专家鉴定。院外处理程序是医疗纠纷较为严重时移出医院，在医事仲裁委员会进行调解仲裁，这样既维护了医院的正常工作，也利于更加公正地解决纠纷。首先，要进行专家鉴定，明确医疗事实。根据医疗行为的复杂程度和医患双方的意见，决定是否抽取医学会专家库成员，或是只依靠医事仲裁委的医学专家。如需医学会配合，则抽取医学会专家组成鉴定专家小组，在一个月内作出鉴定。如仅需要本机构医生，则由内部专科医生在一周内作出鉴定。该鉴定属于医事仲裁委员会的内部专家鉴定，可以作为一般诉讼证据，但不是医学会的医疗事故技术鉴定。

鉴定采取合议制，写出小组意见，也列出与小组意见不同的个人意见，并由个人签名，小组意见由组长签名。鉴定结论包括医疗服务过程、损害情况（医疗事故等级）、院方过失、因果关系、院方责任程度。组长必须出席接下来的调解仲裁过程。鉴定结果上报卫生局备案。

第五，调解仲裁。这一步是医事仲裁机制的核心。从仲裁员库中，为双方各选一名仲裁员，并共同指定一名仲裁员，共同组成仲裁庭；程度较轻的医疗纠纷在当事人同意下由医事仲裁委员会指定一名仲裁员[15]。同时，由鉴定组组长协助仲裁，提供医学方面的事实和解释鉴定结果。同时实行仲裁回避制度。

仲裁庭开庭后，先进行调解。院内的调解是初步调解，经过鉴定明确事实和责任，再加上一定时间的缓冲，当事人双方的态度可能会有变化。且仲裁员本身为法官和医事法学权威人士，其处理纠纷技巧更高。另外，调解也是仲裁庭和当事人互相了解、建立信任的过程，有利于仲裁庭掌握纠纷态势，有利于当事人建立对仲裁庭的信任。

调解不成，则询问当事人双方是否同意签订仲裁协议。如果双方都同意仲裁，则仲裁庭结合双方在调解时的意见，考虑医事法律和社会规范等因素，作出仲裁裁决，并向双方解释该裁决，再次劝解，以使双方心服口服，释然地消弭冲突，真正达成和谐。如果不同意仲裁，则可以进入诉讼。

在医事仲裁机制较为成熟和有丰富人力资源时，该调解过程可以二次进行，即在首次调解不成时，询问是否愿意仲裁，愿意则仲裁；不愿意仲裁，则询问是否愿意再次调解，在再次调解后可以再度询问是否愿意仲裁。最多进行两次仲裁庭主持的调解和一次仲裁。调解仲裁到此结束。无论最后是否解纷成功，医事仲裁委员会都会给出一个处理过程和处理结果的文书，既作为备案，也方便诉讼中法官参考。

调解仲裁成功后，所达成的和解协议应以仲裁裁决的方式作出，以增加处理结果的法律效力。

因此，医疗纠纷调解仲裁机制采用的程序（图7-5）是：将医疗纠纷调解仲裁作为诉讼前置程序（在所调查的12家医院中有7家认同将第三方非诉讼方式作为诉讼前置程序），先行院内调解，再行仲裁调解，最后双方合意仲裁。经过院内和院外两轮调解后，能够解决大部分的医疗纠纷。现代非诉讼解决机制理论认为，如果解纷机制的启动方法是强制的，那么处理结果一般就不能是强制性的；而如果是合意启动，则可以设为强制结果。所以，医疗纠纷调解仲裁机制不强制仲裁，而是在充分地调解和鉴定清晰之后，给双方自己选择的权利，只有双方均同意仲裁才能进行裁决。这在医事仲裁刚刚进入社会时，也是谨慎和渐进的。当医事仲裁机制成熟稳健之后，可以考虑修改医疗纠纷调解仲裁方法。

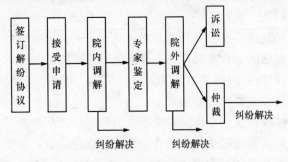

图 7-5　调节机制仲裁图

第六，接受司法监督。医事仲裁机制作为非诉讼解纷机制，是独立于国家司法体系和法律体系之外的救济方式。为了保持社会秩序和国家司法权威性，为了保证医事仲裁的公平正义，医事仲裁必须接受法院的司法审查。

一般来说，仲裁的司法监督仅为程序监督，即不审查仲裁庭对民事权利的处分方式，只审查是否存在程序和形式上的违法违规。然而，医疗纠纷涉及患方的生命健康，又有其专业复杂性，因此是否对医事仲裁实行一定程度的实体监督值得再研究。

3. 仲裁宣传

医事仲裁机制正在萌芽阶段，其发展需要各方面的努力，既包括机制建设和有效解纷工作，也包括社会推广和营销策略。在医事仲裁机制较为成熟可靠时，医事仲裁委员会可以向其他地市推广医事仲裁经验和取得的成效、向社会宣传医事仲裁的优点。

4. 组织医疗纠纷的学术研究和经验总结

在医事仲裁委员会有较多纠纷处理经验后，应该组织工作人员总结医疗纠纷发生发展的规律和处理规律，以便今后更好地处理医疗纠纷、维护社会和谐。

（四）医疗纠纷调解仲裁的法律效力及与诉讼的衔接

调解仲裁的裁决书自做出之日起发生法律效力，当事人应当履行裁决。一方当事人不履行的，另一方当事人可以依照民事诉讼法的有关规定向人民法院申请执行[15]。

将医疗纠纷调解仲裁设计为诉讼的前置程序。所调查的 12 家医院有 7 家医院的医务科主任（医疗纠纷处理负责人）认为将调解仲裁作为诉讼的前置程序有助于医疗纠纷的解决。它的意义在于分担诉讼压力，解决大部分的纠纷。医疗纠纷解纷体系是一个整体，每一解纷方式都是在前一次纠纷处理的基础上继续深入化解冲突，而不是重新开始处理。这样才能整合社会解纷力量的功效。那么，当调解仲裁不成功进入诉讼时，审判庭应该认可调解仲裁的文书和鉴定，可以调解仲裁的记录和文书为依据判断纠纷状况，在此基础上依法判决。调解仲裁缩短了法官审理案情的时间，使医疗纠纷的各种处理方式成为了一个连续的解纷整体。

调解仲裁达成和解，作出了仲裁裁决后，当事人一方反悔并起诉时，法院要求其首先证明裁决无效，须提出以下情形之一的证明裁决无效的证据。

（1）违反禁止性法条的。

（2）违反法定调解仲裁程序的。

（3）裁决所根据的证据是伪造的。

（4）对方当事人隐瞒了足以影响公正裁决的证据的。

（5）存在显失公平或重大误解的。

（6）仲裁员在仲裁该案时有索贿受贿、徇私舞弊、枉法裁决行为的。

人民法院经组成合议庭审查核实裁决有前款规定情形之一的，应当裁定撤销。撤销仲裁裁决后，当事人才能起诉。否则，法院认可裁决效力，并督促当事人执行。一方当事人逾期不执行的，另一方可以向法院申请强制执行。

第五节　公共政策建议和配套措施

在医事仲裁成为公共政策前，医事仲裁的建立首先需要的是社会各群体和政府的互动，让全社会意识到医疗纠纷仲裁机制的必要性和可行性。这就特别需要加强决策主体对医事仲裁的优势和可行性的认识。因此需要做到以下几点以推动医事仲裁纳入政府的工作日程。

一、发挥学术机构对政府的影响力

学术机构要做好扎实的论证工作，充分发挥学术机构对政府的影响力。

二、社会营销

做好医事仲裁的宣传和推广工作。目前社会公众对仲裁较为陌生，对医事仲裁可能闻所未闻。认知率低对于医事仲裁的推广是不利的。因此要通过各种媒体和手段，宣传医事仲裁的优势和公正、权威、专业的形象，让医患双方都乐于使用医事仲裁。

仲裁委员会和社会组织、学术机构应共同向社会宣传医事仲裁解决医疗纠纷的优势，加深扩宽医事仲裁的社会基础，养成利用仲裁的社会习惯。

三、仲裁委员会对医事仲裁的进一步研究和策划

仲裁委员会是社会中主要的仲裁机制建设者和推广者，医事仲裁的建立离不开仲裁委员会的专业指导。

当医事仲裁成为公共政策后，在医事仲裁的筹备和建立过程中，有一些关键环节需要满足。当然，只要决策主体下定决心，各个部门认真配合，这些条件都可以实现。

四、设置权威的医事仲裁筹备委员会

医事仲裁的建立是一个整体项目，需要多种资源的配备和有机结合。首先要成立医事仲裁筹备委员会，负责医疗纠纷调解仲裁机制的筹备、建立和试运行的组织管理工作。筹备委员会应该由分管卫生的副市长和政法委书记牵头，由当地仲裁委员会、法院和卫生局医政科的负责人组成，下设办公室负责具体执行，做好医事仲裁筹备项目的策划和组织工作。

五、政府的支持和配合

政府的大力支持，特别是法院、卫生局和仲裁委员会的全力支持对医事仲裁机制的建立十分重要。医事仲裁机制的建立是一个巨大的社会工程，是由政府牵头发起的，政府要担起开创、保障、维护的责任。决策主体在确定要建立这一解纷机制时，就首先要认识到政府在这一机制建立、扎根、发展全过程中的责任。没有政府的大力支持和人力、财力、物力等资源上的保障，凭借中国社会当前薄弱的社会组织的力量，医事仲裁是很难完成的。

医事仲裁机制建立的关键在于政府有关领导的积极决策和决策上的重视，而具体则需要卫生局、政法委员会、司法局、法院、公安局、医学会、仲裁委员会等政府相关部门的大力配合。

六、人力资源的筹备

（1）准确测算医事仲裁运行需要的各类人力资源。医事仲裁是专业性很强的一门社会解决纠纷服务行业。医事仲裁委员会的运行首先要保证有足够的医学、医事法学、法律方面的人才的加盟。需要考虑当地在多大程度上能满足医事仲裁建立所需的各方面人才的数量和质量。因此，要测算当地可能使用调解仲裁的医疗纠纷数量和严重程度，以此来推算所需要的调解员、仲裁员、专科医生，还有办公室人员等人力资源的数量和质量。

（2）做好人才引进和招聘工作，设立比较合理的薪酬制度，以报酬、事业和社会责任来吸引所需要的人才。对于将来医事仲裁委员会各科室、各类工作人员中的核心人才和中流砥柱要"三顾茅庐"，并和原单位做好沟通请求，使其为人才放行。同时，吸引邻近地市的相关人才加盟。吸引年轻有为，从医事法学、法律、医学专业毕业，并有一定医疗纠纷处理经验的青年才俊加入医事仲裁委员会。兵法有云，千军易得，一将难求；又云，庙算胜者得算多也。人才就是医事仲裁是否能一炮打响、顺利开展的首要资源，因此在建立之前就要招揽到位。在招揽到合格人才后，对其进行工作分配。之后，要开展一段时间的专门培训和医疗纠纷处理实践。厉兵秣马，准备为社会提供优秀的解纷服务。

七、保证资金来源

资金是任何机构建设和运行的血液，没有长期和足够的资金供给，机构就无法稳健发展。作为社会服务机构的医事仲裁委员会，更加需要充足资金以保证长期发展，否则昙花一现、不免成为失败的政策。

因此，筹备委员会需要得到省政府和市政府的大力支持，希望从地方财政中列出专门的支出预算。需要与保险公司谈妥共同资助的资金保障和责任的分担方式，并签立合同。建议场所建设、设施配备等硬件由政府资助，人员经费、管理费用由保险公司负责，可以说是"政府搭台、社会唱戏"。

八、试点试行

确定试点医院试行医疗纠纷调解仲裁。在医事仲裁委员会初步建立，未向社会全面提供服务时，可以确定几家医院试点运行医疗纠纷调解仲裁机制，以期起到弥补工作漏洞、培养工作人员、观察社会反响、培养社会习惯的作用。经过试运行后，结合社会反响和自身不足完善工作机制，有利于更大规模地开展服务。

九、安全保障

公安部门要保障医院工作秩序与和平的医疗纠纷处理环境。当前医疗纠纷处理的一种极端现象是患方不按规范出牌，以"医闹"的方式滋扰医方工作，以达成利益诉求。因此，需要公安局、派出所在医院附近设点派人，专门保障医院工作环境和医患双方的人身安全。

参 考 文 献

[1] 李晓农，王岳. 管窥美国医疗纠纷的替代性纠纷解决机制. 中国卫生法制，2008，(16) 5：33-36.

[2] 郑渊，雷晓坤. 日本的医疗纠纷处理与防范机制及其对我国的启示. 中国医院管理，2004，24 (12)：74，75.

[3] 周秀芹，赵立新. 日本的医疗事故纠纷与处理办法. 国外医学·社会医学分册，2002，19 (1)：16-19.

[4] 刘泉，杨天潼，刘良. 德国医疗纠纷处理办法及相关问题. 中国卫生事业管理，2008，4：284.

[5] 范愉. 非诉讼纠纷解决机制研究. 北京：中国人民大学出版社，2001：123.

[6] 李国炜，郑赟. 建立我国医事仲裁机制的再思考. 医学与哲学，2005，26 (2)：19-21.

[7] 李林. 探索化解医疗争议的新途径. 2007，15 (1)：42-43.

[8] 赵银仁，刘超. 浅析医患纠纷的解决机制. 医学与哲学，2008，29 (2)：29-30.

[9] 沈健. 试论建立我国医疗事故纠纷的仲裁机制. 政法论坛，2004，22 (3)：138-144.

[10] 朱景文. 中国诉讼分流的数据分析. 中国社会科学，2008，(3)：79.

[11] 王泽琛，王永周. 解决医疗纠纷的新思路. 西部医学，2007，19 (1)：157.

[12] 冯立中. 解决医患纠纷寻求第四条路. 健康报，2003-09-08.

[13] 陆伟，施从先. 鉴定机制在医事仲裁模式中的重要作用. 江苏工业学院学报，2007，8 (4)：26-28.

[14] 李登华，孙茜. 论仲裁机构的性质及其规范化. http://www.arsh.sjtu.edu.cn/view_article.jsp? articleid=285. 2007-10-10.

[15] 杨练武. 关于设立医疗纠纷仲裁机制的几个问题. 中国医学伦理学，2003，16 (3)：49，50.

第八章 医疗纠纷诉讼机制概况

第一节 当前法院的解纷角色

民事诉讼是人民法院在当事人和除当事人之外的全体诉讼参与人的参与下，依法审理和解决民事冲突以及强制执行生效民事法律文书的活动[1]。诉讼是一种公力救济的方式。医患双方因为利益冲突引起的争议和纠纷，可以通过很多的方式加以解决，其中诉讼是最后的、也是最具权威的一种解决形式。

一、诉讼代表的社会治理价值

诉讼代表的是向国家意志和法律权威所做的利益诉求。尤其是在私力救济不能令双方感到公正的情况下，使用诉讼是对双方利益最大可能的保障。

医疗纠纷往往牵扯到患者的生命权、健康权等一系列最基本的权利。因此，对于个人来讲，医疗纠纷最终能否公正地得到解决，关系到患者此后的生活质量和人生价值，关系到患者切身利益，是具有巨大个人和家庭影响的事件。如果医疗纠纷不能在诉讼之外妥善处理，就有可能引起矛盾的激化，成为影响社会和谐的公共问题。

随着改革开放的不断推进和深入，各种前所未见的利益冲突和新的社会问题不断出现在人们的视野中。近年来，我国群体性事件更是时有发生，严重影响了人民正常的生活秩序和社会的安定，如果不能妥善处理，还会影响社会的进步和经济的发展。当然，社会治理问题和各种纠纷是任何一个转型社会所不能避免的。在医疗领域，2009 年在福建南平发生的恶性医闹事件及随后的医生集体抗议，以无情的事实充分证明医疗纠纷的敏感性和严重性。医疗纠纷已经不仅仅关系到个人利益，而且也关系到社会秩序和社会的整体利益，是需要全社会各个部门共同解决的社会问题。

在这个社会大背景下，改革开放 30 余年中，我国的社会主义法律体系得到了不断完善，行政和司法体制也更加健全。可以看出，国家力图通过完善的法律体系来对社会秩序作出最大的保障，保证高效和正义的社会治理。这正是我国建设社会主义法治国家所提倡的依法治国的社会治理价值。诉讼以国家强制力为倚靠，力图权威、公正、高效地解决争端，最大限度地保护公民的正当利益，弘扬社会正气，惩戒违法行为，树立典范，维护社会正义。因此诉讼往往是严肃而少变通的，这是与其代表的社会治理价值相适应的。

在医疗纠纷诉讼领域，我国先后出台了处理医疗事故的办法、条例。逐渐完善的社会主义司法体系和人民日益增强的法制意识也为诉讼作用的发挥提供了前提条件。

由此可以认为在医疗纠纷中，诉讼的社会治理价值，是利用法律的权威性和强制性，作为维护医患双方正当权利的最后保障，权威、公正、高效地解决重案难案，维持稳定的社会秩序。

二、医疗纠纷诉讼的定位

首先对医疗纠纷诉讼的性质进行界定。我国的医疗机构大多为公立性质，多由政府部门设立，接受政府财政补贴，受政府相关部门管理和规制，有比较浓厚的政府色彩。尽管如此，医疗机构不是法定的行政主体，也没有接受委托的行政职权，医疗机构在一定范围内有权向患者自由地提供医疗服务，接受宏观调控的同时也受市场经济调节，所以医患双方不属于行政关系。一般认为，符合以下四个特点，即符合主体的平等性、纠纷内容的特定性、可处分性、可平息性[2]这四个条件的纠纷为民事纠纷。医患双方具有平等性，患者与医疗机构之间并没有上下级隶属关系，也没有管理与被管理的关系，更不存在强迫与被强迫的关系，医疗机构和患者及其家属之间的法律地位是平等的；纠纷具有特定性，医疗纠纷始终是民事权利义务之争，包括人身权利义务和财产权利义务；医疗纠纷具有可处分性，双方可以行使、让渡、放弃和处分自己的权利；医疗纠纷也具有可平息性的特点，理论上说，医疗纠纷是可以采取和平的方式方法进行平息的，很多案例也证明，医疗纠纷是可以采取非诉讼的方式平息和解决的。由此看来，医疗纠纷所引起的诉讼属于民事诉讼。当然也不排除因为主观故意伤害、性质恶劣，而使医疗事故上升为由检察机关提出的刑事诉讼。

医疗纠纷诉讼具有一定的民事诉讼共性。首先，诉讼的主体是医疗机构和患者，值得提出的是，虽然医疗行为的双方是医疗工作人员和患者，但是医疗工作人员并不作为法律责任的承担者出现在医疗纠纷中，医疗机构才是医疗纠纷法律关系的实际承担者，医务工作人员只是医疗行为的实施者。医疗机构和患者之间的法律地位是相同的，但是医疗纠纷的特殊性决定了他们在诉讼中存在实际态势上的不平衡。医疗机构具备专业的知识，掌握足够的信息资源和人脉资源，以组织的姿态参与到诉讼中；相对应地患者没有必要的专业知识，也没有必要的信息，只能以个人的名义参与诉讼，相对处于劣势地位。虽然根据法律的规定，双方具有平等的民事权利和法律地位，但是在诉讼开始之前，双方所处的实际地位已经有了优劣之分。这是普遍存在于医疗纠纷的诉讼中的情况。其次，作为医疗纠纷诉讼，诉讼案由是特定的。诉讼的提出往往是因为医疗纠纷引起的人身权利的侵权损害或者医疗服务合同纠纷。再次，诉讼请求一般都是针对受到的人身权利或者财产的损害，要求一定的经济赔偿。

医疗纠纷诉讼与其他民事诉讼相比具有一定的特殊性，集中表现在举证责任倒置上。在一般的民事诉讼中，举证的原则是"谁主张，谁举证"，但是在医疗纠纷诉讼中，根据 2001 年 12 月 21 日公布的《最高人民法院关于民事诉讼证据的若干规定》，医疗纠纷的证据采集被划入举证倒置的范围，由医院承担本应是患者承担的部分责任，而这部分往往是患者不能举证或者举证困难的。这一规定使医疗纠纷诉讼与一般民事诉讼有了差别，也体现出了医疗行为的特殊性。

综上所述，可以认为，医疗纠纷诉讼属于民事诉讼的范畴，但是由于医疗行为的特殊性，使医疗纠纷诉讼具有了一定的特殊性。所以在处理的具体过程中应该与一般民事诉讼有所区别。

三、医疗事故民事责任的性质

对医疗事故民事责任的性质现在一般有三种学说。第一种是在"大陆法系"国家比较盛行的违约责任说，将医疗事故纳入合同法的相关范畴当中；第二种是"英美法系"国家比较盛行的侵权责任说，比较重视医疗事故的结果对患者造成的权利损害；第三种认为医疗纠纷案件是违约责任和侵权责任的竞合。我国目前多采信第三种[3]。

患者前往医院看病，双方形成一种事实上的合同关系，合同的内容为患者支付一定的费用，换取医院合理的治疗行为。患者在医院挂号求医，视为要约；医院收取一定的费用并发给挂号单视为承诺，第一个合同这样形成。此后，医疗工作者可能会建议患者采取一定的治疗措施或者接受某种检验手段，患者认可并向医务工作者提起请求为要约，医务工作者答应请求为承诺。在整个医疗过程中也存在有大量的默示要约承诺，这是由医疗行为的不断发展变化决定的。因此可以认为，医患双方的关系，是建立在多个合同的基础上的。

正是因为有这种合同关系的成立，在患者不缴纳医疗费用时，医院才可以以此提起违约诉讼，请求赔偿、补全或者解除合同。当医院在对患者进行治疗过程中违反法律、法规的规定或医学常规而造成医疗事故或其他人身损害时，医院的行为就构成了履行合同的加害给付，患者就享有侵权之诉或违约之诉的选择权[4]。但是医疗纠纷与一般的违约又有很大不同，表现在患者对医生的关系是依赖性而不是对立性上，医疗纠纷具有很大的不可预测性，医疗行为中存在大量的诱导消费和过度消费，治疗失败造成的损失也是不可估量的。

因此可以认为医患关系是一种非典型性的合同关系，主要在于这种合同缔结双方的非自愿协商性、内容的不确定性、履行标的的行为性。鉴于医患关系的上述特点，法院在审判实践中认定因医疗行为而产生的损害赔偿纠纷为特殊的侵权纠纷更为适当，这样也更有利于解决社会矛盾[2]。

四、法院的解纷角色

依法治国、成为现代法治国家是我国现代化的重要战略之一。所谓依法治国，必然需要有一套能够保障各方正当利益的明确的法律体系，在此基础上要求社会所有的组织和个人依照法律规定调整自己的行为，进行社会治理。在人性本恶的假设之下，不得不考虑违背法律将带来的惩戒，否则人性狡诈的一面必将嗤笑和践踏纯粹的文字之法。因此，司法的角色是作为一种威慑力和裁决者的，主要的功能是通过对某些难案、大案、重案（而非所有纠纷）的公开公正判决，起到警戒、示范、宣传、解释和实践司法的功能。所以，司法处理的案件应该在数量上仅占所有社会纠纷的少数一部分，但是其纠纷处理质量必须是公正而让人信服的。这就是为什么需要严格的诉讼程序，以保证司法的程序公正和实质正义的原因。而严谨的诉讼程序的另一个功能是促使人们谨慎选择诉讼途径，让人们在考虑诉讼成本之后，自觉地在非诉讼方式中解决大多数并不难解决的纠纷。

一方面，在这样一种司法角色的教化之下，公民和法人才心存敬畏、心甘情愿地在法律规范之内中规中矩地行动，保持社会秩序井然；另一方面，司法的力量和资源也是有限的。如果将司法视为全能的纠纷解决者，所有纠纷都试图推给法院解决，那么必然会导致诉讼爆炸，司法资源耗竭，案件判决质量和司法公正无法保障，这反而有害于其警示、威慑、阐释的功能。

当司法能妥善处理重案、要案、难案，给社会树立言行和治理的应然榜样时，司法体系"教化"社会各方达成某种潜在的默契，自觉地在法律划定的圈子内自由行动，而不敢越过雷池。当纠纷发生时，他们会自觉地设想法律是如何规定的，如果该纠纷起诉到法院，法院又会如何判决。这种在法制社会中培养出来的市民的自觉的法律意识和对司法的预期，会引导人们依照法律的指导自觉地、自治地处理纠纷。因为人们心中已经预想到司法对该案件的最可能的判决结果，所以也不愿费劲地经历复杂严格的诉讼程序。而人们所进行的非诉讼纠纷解决方式，虽然是自治的、灵活的，但根本上也是对司法的一种模仿和比照，并不会过于偏离司法。这也是出于司法的教化、示范和威慑功能。

因而，一个良好的现代社会的解纷体系必然是以司法为最终解纷途径的。在司法的教化和规范之下，在法律既有形又无形的引导和威慑下，人们将大多数的纠纷付诸于简单而灵活的非诉讼方式，只有在纠纷难以解决时才求助于严谨而公正的司法程序。

人民法院审理医疗事故赔偿案件与审理其他民事案件的程序相同，也实行二审终审制，主要运用的程序包括一审程序、二审程序、再审程序和执行程序。法院接到诉讼请求以后，首先裁定是否受理。审判组织行使审判权，法官行使自由裁量权，判断决定采信哪些证据，决定以何种法律为判断依据，并作出判决结果。

　　在《中华人民共和国侵权责任法》出台以前，在审判过程中，医疗事故民事责任的归责原则为过错推定原则，即法院先假设被告有罪，被告通过举证证明自己无罪。但是在实际操作中，也出现了一些归责原则的混乱。在一些实例中，法院为平衡医院和患者之间的不平等地位，为保护弱势而让医疗机构在无责任的情况下对患方给予补偿，违背了诉讼的公平保护双方正当利益的社会治理价值，也给医疗机构造成较大负担。在我国，法院在判决中具有决定性的作用。法院能够决定诉讼的开始和终结，指挥审判的整个进程，决定民事诉讼的结果，保证判决的顺利实行，有时还可以搜集证据。由此可以看出，法院在整个民事诉讼中是处于主导地位的，在我国人民陪审员制度并不完善的情况下，受到审判制度的制约，法院并不能很好地引进外来的力量帮助审判。换句话说，法院只能依靠法院本身和委托司法鉴定来进行医疗诉讼的审判工作，并不能吸收相关专家进入审判、裁定和判决过程，这就引出了其他的相关问题。

五、医疗事故民事责任的构成要件

　　一般的民事责任构成要件的划分有两种学说，即所谓的"四要件说"和"五要件说"。为了更清楚地表达医疗事故民事责任的构成，笔者在这里采取"五要件说"。

　　第一，医疗事故的责任主体是医疗单位。虽然在医患关系中，医疗行为的实施者和行为人是医务工作者，但是在诉讼中，民事责任的承担方是医疗机构，是一个组织。医疗单位作为独立法人、作为责任主体，享有权利义务，承担法律责任。至于医疗机构针对医疗工作者采取的处分、惩罚等种种措施，则属于机构内部事务。

　　第二，医务人员必须存在主体过失。也就是说，医疗事故结果的造成是由于主体的过失造成的。过失与过错是两个不同的概念。过错更强调主观的未尽义务，而过失更强调行为的意外性。判断是过错还是过失是比较困难的。医疗事故中的过失有两类：一种是疏忽大意造成的过失，本来应该注意到却因为疏忽大意没有注意到，因此造成的医疗事故；一种是过于自信造成的过失，虽然已经预计到有可能会出现事故，但是出于自信或者其他原因认为可以避免，因此造成的医疗事故。但是不管哪一种都不存在主观故意的特征。如果有主观故意存在，就要视情节轻重上升为刑事责任了。

　　第三，要造成比较严重的损害后果。医疗事故必须存在一定的损害后果才能成立，权利只有在被侵犯了的前提下才存在维权、才能要求赔偿，在民事诉讼中，损害后果应该通过鉴定组织进行鉴定确认。这里的严重，是指后果要达到一定的程度。根据《医疗事故处理条例》，医疗事故被分为四级，每一级严重程度不同，相应地，如果能获得赔偿，则不同等级金额肯定不同。

第四，要有违反义务的行为。一般认为，医院对患者有以下三个方面的义务：一是主给付义务，即诊疗护理义务，该义务包括适当（安全）义务、忠实义务、高度注意义务、告知说明义务、接受监督义务等；二是从给付义务，主要有制作、保管病例，与患者沟通，转诊等三个方面的内容；三是随附义务，主要体现在相关法律和规章制度之中，概括起来有三个义务，即保护义务、疗养指导之说明义务、保护患者隐私的义务。另外，还有一些义务是非合同义务，比如在强制救治中的义务和无因管理中的义务。前者有强制性，后者是一种道德义务[5]。

第五，医务人员的行为与损害结果之间必须有因果关系。因果关系也包括很多情况。有由一种原因导致的一种结果，即一因一果，也有多因一果，多因多果，一因多果等情况。在因果关系中，还可以辨别出直接原因和间接原因；主要原因和次要原因；原因和条件等。而最难的是，这些因果关系的判断并没有非常确切的方法，往往需要专家利用丰富经验作出判断。这些问题的辨别，有助于后期诉讼的顺利进行。

以上五个要件是诉讼的重要组成部分，也是举证需要注意的重要内容，下文的论述中，可能会多次提到这五个要件。

第二节　医疗纠纷中诉讼的使用现状

一、医患双方使用诉讼的动机

目前，在我国的医疗纠纷诉讼案件中，由患方提起的诉讼占很大比重。

其实，进入司法程序容易耗时耗财在医患双方已经有共识，因此在出现医疗纠纷的初期，双方均不会倾向于立即向法院提起诉讼。但是，由于医疗纠纷本身的特点和专业背景的影响，医患双方在医疗纠纷的处理中，往往处于不平等的态势。在这种条件下，患方怀疑医方隐藏或者颠倒部分事实。一种情况是，受维护自身利益观念的驱使，在与医方多次交涉没有得到满意答复的情况下，患方向人民法院提起诉讼，试图利用法律武器维护自己的权力和利益；另一种情况是，部分患方及其家属在怀疑自己的利益得不到合理补偿的前提下，倾向于采取一些非法的、过激的手段解决问题，而不希望通过诉讼解决问题。当医疗机构的正常秩序被严重干扰了以后，医疗机构不得不要求患方通过诉讼的程序加以解决，并帮助患方将纠纷纳入司法的轨道，以求依靠法律的权威性和强制性永久性地解决问题。但是这样一来，患方又怀疑医疗机构和法院会有所勾结，法院会庇护医方，对最后的判决结果并不满意。但是由于司法的权威性和最终性，虽然医患双方可能会对判决结果有所不满，但诉讼完结后，纠纷只能宣告结束。

也有一种医疗损害诉讼，是医患双方已经谈判达成了协议，但是希望通过诉讼把自己的协议变成法院调解书或者判决书。这样，处理结果的法律效力就高了，不怕彼此反悔或者进一步提出要求。这种诉案大概占所有医疗损害诉讼的 20%。

我国处于向现代公民社会转型的过渡阶段，民众的权利意识从 2000 多年的官僚专制中被释放出来，但是其维权方式依然是暴力而非理性的。在这个过渡阶段，普通民众的公民意识、法律意识、合法维权意识尚未完全建立。因此，在医疗损害维权中，他们并没有客观公平地考虑到双方的权益，往往只看到自己的权利和对方的责任，而很少看到对方的权利与自己的责任。

民众也还不擅长通过非诉讼解决方式解决纠纷，往往在协商失败后，就求助于法律。这是因为旧时代松散的民众与全能政府之间的被治理关系留下了深深的意识痕迹，依然作用于普通人的社会行为方式。而市民社会依然是空缺的一块，表现为医疗纠纷非诉讼解决方式的不完善。

由此可见，当事人选择诉讼是因为缺乏互相信任，缺乏自治能力，也缺乏值得信任的非诉讼解纷方式。基于这个原因，选择诉讼解决方式的人占很大的比例。在这种心理的驱使下，诉讼实际上过度地承担了解纷任务，违背了诉讼的社会治理价值和解纷角色。

二、医疗纠纷诉讼的要素

（一）案由

诉讼方选取何种案由对诉讼的方向有着很重要的作用，诉讼案由将影响法院决定适用的法律，证据的采信和最后责任的分配情况。

根据医疗纠纷民事责任的法律性质，患者可以选择的案由为违约之诉或侵权之诉。根据《民事案件案由规定》，与医疗纠纷相关的案由有两个，一个是医疗服务合同纠纷，另一个是医疗侵权损害纠纷[6]。

采用第一个案由医疗服务合同纠纷作为案由，可以将医疗纠纷划归为解决起来比较成熟的合同纠纷。但是第二个案由现在出现了较多的问题。首先，如果采取医疗侵权损害纠纷作为案由，那么需要考虑是否以医疗事故为由，即有两个分案由。是否为医疗事故就决定了不同的判决依据和赔偿标准。如果以医疗事故为案由，则依照国务院颁布的《医疗事故处理条例》这一行政法规操作。如果是以非医疗事故的医疗侵权损害为案由，则依照侵权法律进行操作。这两个分案由的赔偿标准有出入，基本上是侵权法律的赔偿标准较高。所以我国现阶段医疗事故赔偿纠纷减少，其他医疗纠纷增加[7]。以医疗事故损害纠纷作为案由的案件的减少，使《医疗事故处理条例》的适用减少，而其他民事法律的适用增多。而作为处理医疗纠纷的专门法律，《医疗事故处理条例》无疑最具有专业性，其适用减少将对该条例的权威性产生影响。

（二）证据

医疗事故民事责任的规则原理采用的是过错推定原则，也就是原告举证被侵害事实，先假定被告有错，由被告举证证明自己不负民事责任。

自 2002 年 4 月 1 日起，我国开始在涉及医疗纠纷的诉讼中进行举证方式的改革，患方将原本承担的部分举证责任转移给医方，仅仅保留在医疗机构受到侵害和赔偿缘由的举证责任，将医疗行为与损害的因果关系以及医疗过程中有无过错的举证责任改由医疗机构承担。将医疗纠纷的诉讼由"谁主张，谁举证"的一般民事诉讼范畴移至举止倒置的特殊民事诉讼范畴，是一个利民举措，理解起来也比较容易。

首先，医患双方的实际态势并不平等，医疗行为具有很强的专业性和技术性。医方掌握大量的信息和医学专业知识，患方在这个方面处于劣势，有限的医学知识使患方在医疗纠纷中处于天然的弱势地位，面对举证责任往往觉得无从下手，无法举证，也就造成了所谓的举证困难和举证不能。其次，我国现行的医疗机构管理体制决定了病历等一系列重要的证据都掌握在医方的手中，虽然《医疗事故处理条例》和卫生部均有相关规定保障患方查阅和复印病历的权利，但是在医方相对强势的情境下，患方取得病历、读懂病历还是很困难的。再次，医疗行为本身是一个不断发展变化的过程，治疗过程中可能会增加或者减少某些治疗措施，患方对此不知情，甚至有时是在无意识的情况下被动接受的。所以，要求患方对这些进行举证是非常困难的。在《医疗事故处理办法》时期出现过多次患方为取证而进入医院偷盗的违法事件，而程序违法往往会对证据的合法性造成不利影响。相较于《医疗事故处理办法》时期，《医疗事故处理条例》的举证倒置措施，无疑是利民的创举，也有利于平衡当事人的利益，更好地保护患方权益。但是举证倒置也不是万能的，在实际操作中，也有诸多的问题。举证倒置帮助患方解决了证据中的举证问题，但是对证据其他方面出现的问题就无能为力了。下面将从证据的质证和认证两个方面进行简单论述。

质证是在人民法院的主持下，一方当事人对对方当事人提供的证据用询问、辨认、质疑、辩驳等方式进行质辩的活动。目的是揭露对方的虚假，论证自己的正确，从而达到维护自己的民事利益的目的，同时力图对法官的心证产生影响，使审案法官能够认可自己出示的证据的证据能力和证明力，否认对方出示的证据的证据能力和证明力。质证程序是诉讼正当程序的重要标志，质证制度有利于司法公正。事实证明，民诉法中出现的各种证据材料往往真伪并存，鱼龙混杂，只有充分地发挥质证作用，才能排除与案件事实无关的、虚假的证据材料，帮助法庭正确认识案件真相，形成正确心证，作出正确判断[8]。

医疗纠纷诉讼中很难避免的一些问题在质证阶段就开始逐渐显露出来了。

一是举证倒置并没有从根本上改变医患双方的不平等地位。医患双方在医疗行为认知上的巨大差异仍然显著存在，患方对于医方的举证和司法鉴定往往难于作出正确的理解，无法进行有效的质证，违背了质证制度的初衷。出于对医方和鉴定机构的不信任，对医方的举证，患方往往带有否认的倾向，使诉讼的效率极大地降低，违背了经济的原则。

二是由于医患双方的地位不同，医疗机构以组织的形式参与诉讼，而患方仅以个人的身份出庭，而且在人身、财产上已经遭受了巨大的损失，处于明显的弱势地位。这些往往容易对法官的心理产生影响，使法官有倾向于弱者的心理，这一同情弱者的心理在质证的过程中就开始了，对医方伸张权利是不利的。

三是医学伦理道德往往具有不可测性，难以举证，难以质证。中国的医学有十分重视、关注病人的特征，这是自古及今的优良传统，现代医学技术也开始从以疾病为中心的模式转向以病人为中心的模式。相应地，中国的法治社会还未发育成熟，社会道德、风俗人情等对质证的影响较大，一定程度上延续了传统伦理道德的社会解纷作用（与日本类似）。所以在复杂的医患关系中，医方的伦理道德是很难单独用法律进行衡量的。很多出于职业道德的医疗行为，往往难以举证，难以质证，难以令人信服。但是医疗效果是与医方的医学伦理道德密切相关的。

四是鉴定人员往往是由本地其他医疗机构的医务工作者组成。这些医学专家之间平时有一定的联系和沟通，这就使鉴定结果的公平性得不到程序上的保证。

证据的认证主要是指审判员在诉讼参与下，就举证、质证涉及的事实进行认证，目的是明确案情事实。认证既包括对证据证明力的认定，又包括对证据可采性的认定。证据的认证从庭审开始一直持续到审判结束。民诉的审判原则"弄清事实，明辨是非"就是对认证环节的要求。

证据认证阶段的问题有以下几方面。

一是证据的认证困难。举证倒置使医方负担了医疗行为与损害的因果关系，以及医疗过程中有无过错的举证责任。因此庭审中，医方的抗辩往往集中在患方是否违反了医院的制度，侵犯了医务工作者的权益，是否遵循医嘱等方面。但是这些方面的证据，往往是很难收集、认证的，容易导致虚假证据的产生或者事实证据的排除。

二是法官往往有同情患者、息事宁人的心态，往往偏向于保护患方的利益。例如，在医方无过错的情况下，采取无过错责任原则或者公平责任原则，人为地向患方倾斜，认为有损害必判赔偿，无原则地判决医疗机构进行赔偿[9]。

三是在一些医疗行为中，比如在手术同意书上，往往出现"如有意外，医方不负担责任"的字样。患方签字以后手术才能进行。在这种情况下产生了医疗事故，庭辩时往往成为争论的焦点，而且难以认证。

四是审判确定赔偿责任时，往往要先将患者自身业已存在的疾病、伤残对损害后果的影响，即患者自身应负担的责任比例剔除之后，才能确定医疗机构的责任。如果在鉴定结论中无法对上述关系进行明确，无法确定责任大小，法院可根据因果关系是否密切，影响因素的多少等具体情况进行自由裁量[10]。但如果让没有医学专业知识的法官对这一事实进行认证，确实存在难度。

由此看来，鉴于医疗纠纷案件的特点，其进入诉讼程序后，在证据方面还是具有一定的困难的。举证倒置只能在一定程度上缓解问题，但是不能在根本上解决问题。

（三）赔偿

医疗纠纷诉讼的结果往往是以赔礼道歉和赔偿作为承担民事责任的两种形式。赔礼道歉更注重精神层面上的补偿，而赔偿则更注重在物质层面对人身、财产损失的补偿。

对于赔偿的数额和标准，《医疗事故处理条例》中明确规定医疗事故赔偿，应考虑下列因素确定赔偿数额：①医疗事故等级；②医疗过失行为在医疗事故损害后果中的责任程度；③医疗事故损害后果与患者原有疾病状况之间的关系。

根据近几年的医疗纠纷民事诉讼案件来看，常见的医疗事故赔偿项目：①医疗费，患者支付给医院的费用，带有财产返还的性质；②误工费；③住院伙食补助费；④陪护费；⑤残疾生活补助费；⑥丧葬费；⑦被抚养人生活费；⑧交通费；⑨住宿费。其中最为常见的是①②③④四项。医疗事故的赔偿项目中是否应该有精神赔偿一直存在争议。首先，精神损害是建立在侵权行为的基础上的，违约行为不产生精神损害，如果以违约进行诉讼是得不到精神赔偿的支持的，所以诉讼必须是侵权之诉才能考虑精神损害赔偿。其次，精神损害的额度仍然存在争议。

我国现阶段的赔偿制度，构成医疗事故的，适用《医疗事故处理条例》的规定确定损害赔偿标准；对不构成医疗事故，但医院存在过错的，适用民法通则和相关司法解释的规定，实际上就是根据最高人民法院《关于审理人身损害赔偿案件适用法律若干问题的解释》确定损害赔偿标准。由于《医疗事故处理条例》规定的赔偿范围比较窄、标准比较低，所以就产生了严重的不公平现象。实践中出现了医院过错较重，患者损失较大，由于按照《医疗事故处理条例》的规定赔偿额比较低，而医方过错较轻，患者损害较小，由于适用《关于审理人身损害赔偿案件适用法律若干问题的解释》的规定反而赔偿额比较高的两种情况。由于这两种现象的存在，许多患者不主张医疗事故技术鉴定而直接主张医疗过错鉴定，要求医院按照该解释的规定承担民事赔偿责任[11]。

从以上看来，我国赔偿制度的不断改革是在最大限度地保护患方的利益，对医方的不利是很明显的，尤其是明确了全面赔偿的制度后，限额赔偿变为辅助。

我国的医疗机构大多以公立为主，带有比较浓厚的社会公益性质，往往以"不营利"作为运营方针，而且我国不同地区、不同级别的医院差距极大。将医疗事故的风险全部加于医疗机构是不恰当的，也使医疗机构很难负担，影响了医疗机构的科技创新和生存发展。

可以想象的是，在全面赔偿制度下，医院负荷了过多的压力，出于趋利避害的本能，必然采取相应的自我保护措施，在采取大幅度提价、实施保险等转嫁风险的方法几乎是不可能的条件下，尽量不收治疑难杂症的患者可能成了他们唯一的选择[12]，除非进行行政干预。但是过强的行政干预与我国现在进行的医药卫生体制改革方向是矛盾的。

可以看出，由于我国法律制度上的缺陷，利用诉讼的手段解决所有的医疗纠纷是无法做到的。

第三节　法院的医疗纠纷解纷能力

一、现况

医疗诉讼有着严格的程序规则，而且判决得到了国家强制力的保证和实施，所以一直以来，诉讼一直是我国解决医疗纠纷问题最重要的手段。虽然不能说诉讼能够真正地解决问题，但是诉讼的手段确实能够使医疗纠纷告一段落，使双方能够回归正常的生产生活。因此医患双方（特别是患者）对诉讼开始过分倚重。我国社会主义法制建设已经取得了长足的进步，公民权利意识也水涨船高，随之而来的诉讼案件逐年增多，法院的负担严重增加。法院在解决医疗纠纷中暴露出的不足也越来越引起人们的关注。

由于医疗行为具有复杂性和难以预见性等特点，医疗纠纷的判决需要大量的医学专业知识。而相应的医学专业知识是一般法官所不具备的。由于机构设置的原因，以及在有限的司法资源的条件下，我国现在的法院并没有设置医事审判庭。调查显示，在所调查的法院中没有一所具有专门的医疗诉讼审判和处理办公室，也没有专门的审判人员和具有临床知识或学历的审判员。一个具有较高法律知识和相应医学知识的人才在培养上是存在一定难度的，培养周期也较长。当一个没有医学背景的法官在面对医疗纠纷的案件时，由于医学本身的复杂性和不确定性，法官并不能全面地了解案情，抓住案件的要素，也就不能有效地判断双方应该付的责任。在法官不能准确把握整个诉讼的前提下，整个诉讼往往被拉长，诉讼时间的增加，给医患双方均带来了巨大的负担。

而且应当引起注意的是，我国现行的法律在医疗纠纷的诉讼解决上存在分歧，这给法院审理医疗诉讼的案件造成了困难。当然，各个地方多有自己的法规，完善国家医疗纠纷法律的不足和矛盾之处。但是，作为一个单一制的国家，显然更应该在国家层面上减少法律适用的矛盾。

这样一来，法院在审理医疗纠纷诉讼上显得心有余而力不足。民事诉讼的价值导向是公平性和效益性，但是可以看出，医疗纠纷的诉讼情况现在已经逐渐地偏离了这一点。医疗诉讼到底应该处于什么样的地位是一个值得研究的问题。

二、满意度不高的原因

法院的处理纠纷能力的不足，以及各方对通过诉讼解决纠纷的满意度不高是有多方原因的。

第一，诉讼存在的第一个问题是在诉讼经费上。医疗纠纷的对立双方是医疗机构和患者及其家属。医疗机构是完善的组织，绝大部分医疗机构有着专门处理医疗纠纷的部门和人员，拥有更多的资源和相对深厚的背景；患方属于个人，患方往往寄希望于自己的团体中能够有在纠纷博弈中能形成威慑力的人，以此能够在角力中占据优势地位。由此看出，医疗纠纷双方的角力是组织与个人的角力，双方的力量差距悬殊。在患方已经经受了医疗费用的前提下，诉讼经费可能使患方就算胜诉也得不偿失，从而遭受更大的经济损失。相对于患方来说，医方的负担相对较轻。这与我国司法向弱势群体倾向以及公平的原则是相悖的。

第二，医疗纠纷本身的特点决定了医疗纠纷案件的复杂性。法院内部没有专门的医事审判庭，法院在受理医疗纠纷的案件时往往不能及时妥善地给予处理。同时证据的搜集、医疗事故鉴定和司法鉴定也耗费了比较长的时间。而随着举证倒置制度的出现和深化，大量的医疗纠纷案件涌入法院，给法院造成了巨大的负担，甚至有些地方有"诉讼爆炸"的趋势。司法资源的相对紧缺导致了整个诉讼时间的拉长，加重了医患双方的负担，也浪费了大量的国家资源。

第三，医患双方之间的关系本身具有一定的特殊性。患方是在信任医疗机构能够提供合理的医疗服务的情况下选择就医、接受治疗并支付一定的费用的。当医疗纠纷出现以后，原本的信任基础被打破，患方不可能继续对医疗机构保持信任。由于我国医疗机构以公立占绝大多数，带有比较浓重的政府色彩，所以，患方往往怀疑医疗机构和法院之间存在关系，对法院的信任度不高。当判决不能满足患方的要求时，患方再也没有别的途径维护自己的权利，可能造成矛盾激化，带来更加严重的社会问题。

第四，根据我国司法审判的有关规定，审理是公开、允许旁听的。但是医疗纠纷的特点决定了纠纷往往会涉及患者的隐私，公开的司法审理往往造成患者隐私的泄露，不利于患者隐私权的保护。

三、现行法律的缺陷与不足与矛盾

当然，在《中华人民共和国侵权责任法》出台以前，我国已经开始逐步形成较完善的卫生法律体系，包括法律、法规、司法解释等法律文件。按照层级划分，我国现行的应用于医疗纠纷诉讼的法律体系主要包括如下五个。

（1）《中华人民共和国民法通则》、《中华人民共和国民事诉讼法》、《中华人民共和国侵权责任法》。

（2）《医疗事故处理条例》。

（3）地方性法规。

（4）最高人民法院《关于民事诉讼证据的若干规定》、《关于审理人身损害赔偿案件适用法律若干问题的解释》、《关于参照〈医疗事故处理条例〉审理医疗纠纷民事案件的通知》。

（5）各个地方法院关于审理医疗纠纷案件的工作文件。

虽然法律体系正在形成，但是法律体系还存在不系统化、某些法律法规滞后于现实需要的缺点。

（一）法律的特性

法律的形成本身是一件缓慢的过程，而法律一旦形成，为了维护法律的庄严性和权威性，是不容许随意改变的。近年来，我国的医疗制度改革进展迅速，尤其是新医改的政策出台以后，可以预计医疗制度势必发生比较大的变化，医疗制度的改革将给医疗纠纷带来很大的变数和复杂性，而司法渠道的改变是以稳定为重要准绳的。所以，从社会转型期医疗制度改革的背景来看，法律肯定会滞后于社会形势的变化。

（二）法律本身的不完善

2002 年出台的《医疗事故处理条例》是目前针对医疗纠纷的专门性行政法规，但是也存在立法上的先天不足。该条例只提到质量监控，并未要求设置医疗纠纷处理部门，而且仅提出了接受投诉，未提到处理纠纷，可见 2002 年《医疗事故处理条例》出台时，立法者并未对医疗纠纷引起足够重视。《医疗事故处理条例》全文对医疗纠纷的行政处理方法和调解方式言之甚少，无法作为指导性法规，而且我国并不存在一部配套的法律法规。更严重的是，《医疗事故处理条例》对不赔偿医疗事故之外的医疗纠纷没有作出相应的规定，造成了法律上的空白。同年出台的《医疗事故技术鉴定暂行办法》是该条例的配套规章，是对医疗技术鉴定的一个规范。但是其中也存在一些诸如缺乏与诉讼程序的衔接、质证困难等问题。

2003 年最高人民法院出台的《关于参照〈医疗事故处理条例〉审理医疗纠纷民事案件的通知》，力图解决两个法律体系即《中华人民共和国民法通则》和《医疗事故处理条例》的适用问题，但是在具体表述中却进一步引起了混乱，也使司法鉴定和医疗事故技术鉴定两个鉴定体系陷入了混乱。

2004 年最高人民法院出台的《关于审理人身损害赔偿案件适用法律若干问

题的解释》与《医疗事故处理条例》在一些条文上是冲突的，包括两类鉴定的选择、鉴定的证据效力、诉讼适用法律的选择、赔偿标准的不统一等。

（三）法律的适用问题

《中华人民共和国侵权责任法》出台以前，医疗纠纷诉讼的法律适用并不明确。

医疗行为虽然是一种患者购买医疗服务的行为，但是其并不适用于《中华人民共和国消费者权益保护法》。虽然《中华人民共和国消费者权益保护法》是比较成熟的法律，但是在医疗纠纷中并不适用。医疗行为与消费行为在目的、法律关系、规则原则上均不同。

按照立法目的和法律制定的本意，《中华人民共和国民法通则》适用于非医疗事故的医疗纠纷的处理，而《医疗事故处理条例》适用于医疗事故的处理。但是由于两者在赔偿上的规定不同，造成了医疗差错可以全部赔偿但是医疗纠纷却存在限额赔偿或者部分赔偿的尴尬境地，所以在很多诉讼中，原告均试图以《中华人民共和国民法通则》作为适用法律，这在一定程度上造成了司法混乱。

在整个法律体系中，《医疗事故处理条例》应当属于专业的行政法规，但是在实际应用中，存在与其他法律的冲突，有些因为法律法规位阶原因，有些为了具体案件审理中的方便等因素，出现了《医疗事故处理条例》被边缘化的迹象。

本书认为，《中华人民共和国民法通则》是调整社会基础民事权利义务关系的基本法律，《医疗事故处理条例》是调整因医疗机构的过失医疗行为引起患者损害的具体的行政法规。虽然从法律效力来讲，《中华人民共和国民法通则》是上位法，《医疗事故处理条例》是下位法，但由于医学是一门专业性、知识性较强、风险性大的自然学科，具有其自身的特殊性，对于医学知识非专业人员难以理解掌握，更不要说判断正误了。如果仅从上位法、下位法的角度理解《中华人民共和国民法通则》和《医疗事故处理条例》的关系，而不考虑法规制定的基础环境，不去正确理解专业概念的含义，事实上会使专门性法规的制定流于形式，毫无意义。法院作为审判机关，在进行案件审理时，更应注重将特定的法律、规范与整个法律秩序作为相互联系的内容统一整体适用，法院审理医疗赔偿案件时，既要保护所谓"弱势群体"，也要保护医院和医生，严格实行过错原则[13]。

目前《中华人民共和国侵权责任法》填补了《中华人民共和国民法通则》与《医疗事故处理条例》之间的法律空白地带，对医疗纠纷诉讼的适用进行了明确，这是医疗纠纷诉讼解决机制的一个重要进步。

（四）医疗纠纷诉讼解决机制的定位

通过前文叙述可以发现，现在医疗纠纷诉讼的相关法律存在一些缺陷，法院的医疗纠纷处理能力也存在不足，并且诉讼方式本身也并不非常适合医疗纠纷的处理。然而诸如此类的诉讼失能问题却没能阻挡社会利用诉讼解决医疗纠纷的热情。其原因首先在于良好的非诉讼解决机制的缺失，没有比诉讼更权威的解纷方式；其次，现代法治社会中市民自治的习惯尚未深入人心，人们习惯于有事情就寻求国家的帮助（这里以法院为具体求助对象），不习惯利用社会力量。

其结果是司法承担了过多的处理医疗纠纷的任务，既造成了大量的医疗纠纷不能得到满意有效的解决，也违背了诉讼的社会治理价值和司法应有的角色。

诉讼应该处于一个怎样的地位呢？笔者认为，诉讼作为维护医患双方权益的最权威也是最具有强制力的手段，应该具有一定的威严性，产生医疗纠纷立即想到诉讼解决并不是解决问题的最好办法。诉讼解决机制的适用应当位于双方协商和调解机制等非诉讼方式之后，在非诉讼解决机制没有起到应有的效果的时候，诉讼作为维护医患双方权益的最后手段，才能充分发挥其作用。

这首先需要有一整套协调统一的、能权衡医患双方利益的、既符合正义又有利于医学发展和医疗工作的医疗损害法律体系。在这样一个法律体系的规范和教化下，非诉讼方式能有所参照，医患双方能对处理结果有所预期，不会产生过分的利益诉求。其次，是形成从协商、社会调解到仲裁、法院调解等的一个非诉讼解纷体系，并以之为主要的医疗纠纷解决力量。最后，司法要对非诉讼解决机制无法解决的大案、难案作出公正严谨的判决，以垂范天下，教化社会，巩固法律的威严和效能，这才是诉讼所应有的解纷定位。

参 考 文 献

[1]　田平安. 民事诉讼法. 第 2 版. 北京：中国人民大学出版社，2007：5.

[2]　田平安. 民事诉讼法. 第 2 版. 北京：中国人民大学出版社，2007：3.

[3]　姜柏生. 医疗事故法律责任研究. 南京：南京大学出版社，2005：75.

[4]　陈明国，赵光强. 审理医疗纠纷案件法律适用问题研讨会综述. 西南政法大学学报，2006，8（6）：120-127.

[5]　姜柏生. 医疗事故法律责任研究. 南京：南京大学出版社，2005：99.

[6]　俞飞. 浅析医疗纠纷诉讼中的法律问题. 中国科技信息，2005，8（15）：237.

[7]　王良钢.《医疗事故处理条例》在医疗纠纷民事诉讼中的边缘化. 当代医学，2005，（10）：26-30.

[8]　田平安. 民事诉讼法. 第 2 版. 北京：中国人民大学出版社，2007：180.

[9]　王琼书，刘幼英，陈大军. 从管辖权看医疗纠纷的司法公正. 医学与哲学（人文社会医学版），2006，27（4）：52-53.

[10]　载彦成. 医疗纠纷诉讼中的举证责任分配. 医学与社会，2007，20（3）：29-31.

[11]　林文学. 医疗纠纷审判实践中几个法律问题的探讨. 人民司法，2007，（17）：42-45.

[12]　姜柏生. 医疗事故法律责任研究. 南京：南京大学出版社，2005：120.

[13]　付敏. 对医疗诉讼现状的分析和思考. 现代医院，2008，8（10）：102-105.

第九章 医疗纠纷非诉讼解决机制理论模型

第一节 医疗纠纷非诉讼解决机制建立的社会背景

我们要将医疗纠纷解决体系的重建放在更为广阔的社会转型背景中。现代社会各方面都在经历着历史性的变革，如果没有全局地了解中国社会的背景和发展方向，仅仅为了解决当前面临的挫折和困境而设置一个解纷体系，就可能在不久的将来再次面临其他的困难和体制问题。因此，设计医疗纠纷非诉讼解决机制一定要有长远的考虑，一定要能够适应中国社会的转型道路和目标。这就需要了解社会转型期的背景。

一、和谐社会的提出

和谐文化是中华文化与现代文明相结合的产物，是民族性与时代性的有机融合。它是以马克思主义为指导、充分吸收借鉴中华优秀传统文化以及世界优秀文明成果的文化，是构建社会主义和谐社会的理论基础和支撑[1]。

道家创始人老子提出："人法地，地法天，天法道，道法自然。"（《老子》第25章）强调人要追求与天地自然的和谐，依自然规律而动，而不是去抗拒自然。儒家也提倡天人合一的观念。《中庸》说："致中和，天地位焉，万物育焉。"这都是在强调天、地、人的和谐发展[2]。

和谐作为中国传统文化的经典价值观，在当今社会重新焕发出新的生命力。胡锦涛总书记在2005年中共中央举办的省部级主要领导干部提高构建社会主义和谐社会能力专题研讨班开班仪式上的讲话里，提出了构建和谐社会的政治目标，迅速得到了全国人民的认可。一方面是改革开放的前20年的发展中过于注重整体经济效率和一部分人的"富起来"，在公平上关注不够，造成了较大的贫富差距。这与社会主义的共同富裕的目标是背道而驰的，因此为了缓和贫富差距和社会不公，提出了和谐社会的政治愿景。另一方面，转型期的新的社会问题、冲突以各种方式表达出来，譬如诸多的群体性事件，需要保持社会稳定，才能继续发展。因此和谐的价值观成了社会的共识。

科学发展观与和谐的价值观有共通之处。科学发展是各地域的和谐发展，经济与社会的和谐发展，经济发展与生态保护的和谐平衡。科学发展观将各阶层的社会和谐深化为中国特色社会主义建设事业各方面的和谐。和谐不仅仅是一个政治价值，也是国家现代化建设各方面事业的指导思想。此外，中国的外交也将

"和谐"的理念推向世界，祈愿整个世界成为和谐的人类家园。可以说"和谐"成了中国最大的社会共识和响亮的世界品牌。

对于纠纷的解决来讲，和谐是价值导向与最终目标。胡锦涛主席认为和谐社会的六大特征是"民主法治、公平正义、诚信友爱、充满活力、安定有序、人与自然和谐相处"。其中前五条对医疗纠纷非诉讼机制的建立有深刻的指导意义，应该保护各方面群体的正当利益，用民主法治的手段更好地化解冲突，营建安定和充满活力的社会。

二、中国现代社会的形成

（一）更讲人权，国家要尊重和保护公民权利

2004 年 3 月 14 日，第十届全国人民代表大会第二次会议通过了宪法修正案，首次将"人权"概念引入宪法，明确规定"国家尊重和保障人权"。特别是党的十六大以来，党中央突出强调"以人为本"的重要思想。党的十七大报告提出科学发展观的核心是以人为本。

具体在社会治理上，党和政府更加重视民生、尊重公民权利和民意的表达。举一个例子来说明，人们一贯将拒绝拆迁者称为"钉子户"，这是一个带有贬义的称呼，强拆事件也屡有发生。但自 2007 年 10 月 1 日《中华人民共和国物权法》施行后，拒绝拆迁者的合法房产权已经受到法律保护，政府应维护他们的居住权利。

2004 年有官员提出，以科学发展观为指导的国家法制应该推动立法工作从强化公民义务和政府权力向强化公民权利和政府责任转变[4]。中共中央党校哲学部教授、博士生导师杨信礼指出：中国共产党不断强调立党为公、执政为民，发展成果由人民共享，这符合现代意义上国家的本质，即国家是公民的集合，国家发展的目的在于实现和保障公民更多的个人权利乃至公共福利[5]。

有学者指出，社会治理现代化转型中凸显的对人权尤其是公民权利的关注，是由于社会转型多元化利益群体的出现[3]。那么，随着改革的深入发展，尊重人权、尊重公民权利必将是现代中国社会的价值导向。

（二）更积极地建设社会组织，建设有限政府、服务型政府

社会生活不同于个人生活，在于社会生活是组织化的。中国 30 年的改革，早已改变了计划体制下"政治控制一切的社会运行机制。个体逐步从集体中得以解放，变为具有主体性的个人。同时，社会成员由于行业、兴趣、地域等因素重新组织起来。在改革过程中，中国社会生活组织化逻辑发生了变革"[6]。

近年来，社会非营利组织日益发展壮大，特别是在 5.12 大地震事件中，社会组织发挥了重大的作用，政府与社会组织的合作关系进一步协调巩固。这预示着一个组织化的社会与有限政府之间的良性互动。

政府的价值导向不是为了方便自己管理社会，而是让社会更好地自己管理自己，

在社会和个人无能为力的时候介入社会治理，更好地为人民服务。在此基础上，政府找准定位，适应新的社会管理方式。听证会、问责制等新的政府决策和监督机制都说明社会在呼唤更民主科学的公共政策、更透明的政务、更负责任的政府，一个接受更严格的社会监督和人大监督、需要时刻考虑社会力量对政策的反应的服务型政府。社会组织的责任是在于表达民意、服务社会、协助政府、监督政府。

对于医疗纠纷非诉讼解决机制来说，要充分提倡社会参与，保持非诉讼解决机制的中立性，接受社会的监督。卫生行政部门要注重和社会的交流，更好地监管医疗质量，改善公共服务，配合非诉讼解决机制的建设。

三、大调解体系的建设

根据社会学和政治学的理论，人均 GDP 在 1000～3000 美元时，社会会迎来治理模式的变革，这个阶段既是"黄金发展期"，又是"矛盾凸显期"。中国建设全面小康社会的这 30 年，正是这样的阶段。

在这几十年的社会转型期阶段，我国的主要社会冲突不是个人之间、家庭和社区内的民事纠纷，而是公民群体与法人、社会群体与公共机构之间的群体性冲突。医疗纠纷微观上是患者及其家属与医院的矛盾，宏观上是社会公众与医疗服务提供者集团的矛盾。

彭勃认为，"政府的职责不在于，也不可能是完全消除社会风险和社会冲突，而是应当将社会矛盾和社会风险控制在一定程度内，并为社会问题的解决创造有利环境"，"当务之急是建构一个符合当前实际情况的公共治理机制……致力于非诉讼解决机制的本土化。非诉讼解决机制的本土化实践，应当体现在完善人民调解、行政调解、司法调解有机结合的'大调解'工作格局。在此工作格局下，可以针对社会纠纷的不同特点，采取相应的解决机制，包括介入主体、处理策略等方面的设计。形成科学分类、依次介入、相互强化、整体协调的'分类'治理体系"[7]。

简而言之，政府的职责不在于提供全部的解纷服务，而主要是建立解纷体系、创造良好的环境让社会力量也能扮演一定的维护和谐的角色。政府提供解纷也主要是提供权威的帮助，即最终的司法途径。而适应社会转型期社会冲突性质的政府建立的解纷体系，在当前就是"大调解"体系。

"大调解"是指在党委政府的统一领导下，由政法综治部门牵头协调、司法部门业务指导、调处中心具体运作、职能部门共同参与，整合各种调解资源，对社会矛盾纠纷的协调处理。其目的是将民间调解、行政调解、司法调解等各种调解资源整合在一起，把矛盾化解在初发状态[8]。

医疗纠纷作为一类社会纠纷，不仅仅是微观上医院的医疗质量或患者的病情、情绪所导致的，而是综合了卫生行业原因和社会其他原因，如医疗因素、公众对新的社会治理模式的不熟悉、医保的不充分、人民经济水平与医疗费用的不平衡，还有其他社会保障的不充分，如家庭丧失主要劳动力后政府的补偿、医事法律的不健全等。因此，医疗纠纷也难以由法律完全解决，而是需要卫生、法院、综合治理等各部门合作形成专门的医疗纠纷解纷体系，以解决该社会纠纷。医疗纠纷的非诉讼解决体系既是专门的、中立的解纷体系，同时又与大调解系统密切合作，接受党委政府的指导。

第二节　医疗纠纷解纷体系的微观原则

医疗纠纷非诉讼解决机制与其他医疗纠纷解纷方式共同组成一个有机的解纷体系，它们有各自明确的分工和互相密切的合作。因此，虽然是一个解纷体系内的一部分机制，却不得不涉及整个体系，否则必然是头痛医头、脚痛医脚。因此，这一节谈的是整个医疗纠纷解纷体系建设的工作原则。

任何一个工作，尤其是创造性的工作，都需要有指导思想和工作原则。第一节给了一个宏观的指导思想，即医疗纠纷解决机制需要符合时代趋势。这一节要解决的问题就是提供微观层面的指导方针和工作原则，即建立医疗纠纷解纷体系，首先要明确解纷体系要实现怎样的社会价值和社会效益，怎样的解纷体系才能有效地解决纠纷，在设计解纷体系中要把握什么实务原则，以更有利于解纷体系的顺利运行。

一、解纷机制的价值原则

从社会发展的角度看医疗纠纷解纷机制的建立和运行，它的价值原则就是其所求实现的社会功能。

第一，服务社会。专门的医疗纠纷处理机构是社会服务机构，应该以人为本、主动服务，而不能态度倨傲，沾染官僚习气。

第二，营建和谐。医疗纠纷解纷机构是在政府指导下、在社会和政府各部门的支持下开展工作的，是社会和谐的维护力量。解纷机制的社会目标是解决纠纷，维护社会和谐。

第三，宣传法治。医疗纠纷处理机构应在纠纷处理过程中培养医患双方的法律意识和自治意识，学会理性和平地解决纠纷。不倚强凌弱、不崇尚暴力、不摆架子、不重利轻义，平等、理性地处理纠纷。将这种法治、自治、理性的公民意识推广到其他领域，培养坚守和谐正义的社会公民。

第四，长期发展。医疗纠纷处理机构必须着眼长远，要站稳脚跟、发展壮大，长期一贯地做好医疗纠纷解决服务工作。努力成为社会上维护和谐正义的一股浩然之气，在公众心目中形成稳定的、忠诚的、可靠的、权威的、公正的公关形象。越是长久，解纷机构的成本效益就越好，越有利于更快更好地解决纠纷；反之，短期的解纷组织花费了人力、物力、财力，却难以赢得人们的认同，难以积累纠纷处理经验，难以培养纠纷处理的专业人才，成本效益是低的，是对社会资源的浪费。

第五，兼顾学术。在纠纷处理的实务中，要注意案例的保存和整理。总结纠纷发生和处理的规律，使医疗纠纷的解决发展为纠纷解决学的重要一支，不仅应用法学、医学、心理学、管理学、纠纷解决学的已有知识，还要总结出更好的经验知识来发展纠纷解决学。将经验总结及时反馈给医院和患者组织，以预防纠纷、和谐医患关系、共同维护健康。

二、医疗纠纷解纷机制的社会效益目标

医疗纠纷的解决机制建立后，应该期望达到怎样的社会效益呢？简单来说，就是要回复和谐的医患关系，兼顾医学发展。一个好的解纷体系要能使患者、医生、解纷机构、卫生行政部门都只需各尽其职而社会安定，不必担心体制无法处理的意外压力和干扰。具体而言，包括以下四个方面。第一，患者能放心就医。患者就医时相信医疗质量，产生医疗纠纷后相信会有公正的解决。第二，医生能尽心治疗。医生只需尽心医治就会受到公平对待，不用胆战心惊采取过多保护性治疗，产生纠纷后医生相信有理性公正的处理，不必担心受人身报复，发生赔偿后不会给医院和医生造成太大经济负担，但又能起到惩罚、警示作用。第三，减少对正常工作生活的影响。能够快速、公正、廉价地解决纠纷，避免对患者家庭和生活产生过多影响，避免影响医院的其他工作。第四，不阻碍医疗进步。医生在医疗过程中既需要保持谨慎小心、以患者利益为中心，又敢于在权衡利弊并取得患者同意后，采取有一定风险和实验性的医疗措施。

三、医疗纠纷解纷方式三原则

根据大量文献研究，笔者发现一个有效的医疗纠纷解纷方式必须给社会良好的公众形象，其形象要符合三大原则：专业、公正、权威。

第一，专业性。首先，要妥善解决医疗纠纷就要求解纷的第三方必须要了解医疗服务过程的事实，这就需要对医学知识的了解。第三方如果缺少医疗知识，就无法真正了解医疗纠纷的真实情况。其次，医疗纠纷的解决必然涉及双方权利义务的分配，必然涉及医患法律关系。因此，第三方必须要掌握卫生法律和民事法等法律知识，包括社会规范和法理、道德规范。最后，纠纷解决是一项专业工作，必须了解如何谈判，如何了解双方心理、引导当事人，如何说服当事人等专门的解决纠纷的技术。以上三点归纳起来，就是医疗纠纷处理需要有专业性，医学、法律、解纷学三方面的专业性。

第二，公正性。医疗纠纷的第三方必须是公正的，第三方如果与当事人是利益共同体，就无法公正处理纠纷。因此，第三方必须是专门的、中立的解纷机

构，要为社会提供解纷服务。这就要求各个机构明确自己的社会角色定位和利益所在。卫生行政部门、医院、患者、第三方解纷机构都应该摆正自己的位置。卫生行政部门是医院监管者，与医院是行政法律关系，因此卫生行政部门要监管医疗质量、督促医院处理好医疗纠纷、对医疗事故做好行政处理工作。卫生行政部门应该放弃对医患之间医疗纠纷的处理，放手给专门的解纷机构来处理，仅提供必要的工作上的配合。

第三，权威性。如果不是社会广泛认可的权威，就不能让医患双方信服，其调解或仲裁的约束力就有限，也很难长期发展下去。因此，这就需要政府的有力支持和领导，以及各部门的配合工作。

这三点，都是为了保证医疗纠纷处理的第三方是有公信力、可信任的。只有值得信任的第三方才能解决医疗纠纷。目前，医患双方解纷需求无法得到满足正是因为缺少有公信力的，同时满足公正、专业、权威三个特性的解纷机构。卫生行政部门有权威，有医学专业性，但缺乏公正，也缺乏解决纠纷的专业水平；诉讼有权威，有法律专业性，但缺乏医学专业知识。

四、非诉讼解决机制建立的实务原则

非诉讼解纷方式处于整个社会行政体制和法律体系之中，其要与整个社会系统保持良好的契合，要能借社会治理系统之力，而不是受社会其他部门、群体的阻力。

第一，解纷功能定位准确。非诉讼解纷方式的建立应该是出于解决社会医患纠纷，那么首先要明确该非诉讼解决机制是要解决何种性质的医患纠纷。虽然医患纠纷无论其原因都会给双方造成同样的冲突，但不同原因的冲突应由不同的纠纷处理机制来解决。如果是医疗原因引起的纠纷则由专门的医疗纠纷处理机制解决，如果是医院管理、设备、服务方面等非医疗原因引起的纠纷，则可以由消费者权益保护协会等第三方解决。

就医疗纠纷而言，又有矛盾程度、损害程度的轻中重之分，也可以从赔偿额度大小来分。经过医院调查、协商等初步处理后，不同的医疗纠纷应该被引导到不同的解决机制中。例如，当前的行政调解的功能定位就是解决医疗事故赔偿纠纷，其功能定位明确。不是医疗事故，不是关于赔偿额度的纠纷，则由其他机制处理。所以，每一种解纷机制的设置都首先要准确定位其要处理的医疗纠纷的类型，做到有的放矢。

第二，有序分流。解纷体系是由多种解纷机制构成的，比如现在的解纷体系由协商、行政调解和诉讼构成。那么，不仅每种解纷机制都要有各自准确的解纷功能定位，而且各种解纷机制合在一起应该能覆盖所有的医疗纠纷（甚至还要有非医疗的医患纠纷的解纷机制）。不同解纷机制的分工合作就形成了解纷体系内部有序的分工结构。这样，医疗纠纷才能有可预期的纠纷处理机制，能够稳定社会民心，有条不紊、安定有序地处理社会冲突。

第三，长期稳健发展。纠纷解决关系到社会公正，需要长期统一的解纷标准。营建解纷机制良好的公众形象，保持公众对它的信任和使用率，也需要长期的经营。如果短期经营后又迅速变化，或者解体，则是对社会资源的极大浪费，也将影响今后的解纷体系的社会信任。此外，纠纷解决机构也是社会群体矛盾、社会变化的可信观察者。因此，纠纷解决机制需要长期稳健地发展。

第四，保持灵活、迅捷、经济等非诉讼解决方式的相对优势。在公正、权威、专业的主要原则之外，还要注意保持非诉讼解决方式的本身优势。"只有那些较为公正、及时、效率、能有效解决纠纷的方式和办法才能获得优势资源分配的地位并得到多数纠纷案件；而那些不具有这些特征的纠纷解决方式和办法将逐渐萎缩，甚至丧失作为其'通向正义'途径之一的地位"[9]。

第五，坚持党委和政府的领导。党委是中国特色社会主义事业的领导力量，纠纷处理作为重要的公共服务项目应该接受党和政府的领导。处理医疗纠纷是为医患双方化解冲突提供的一种社会服务。它不同于普通的服务，不能有太多竞争的服务提供者，否则无法保持公正和权威，造成解纷标准不一。因此，某个地域（一般是地市或省）只能有一个解纷体系，其中包含分工合作的 2～3 种解纷机制。那么这个解纷体系必然是复杂、庞大的，需要拥有多而重要的人力、财力、社会组织资源。所以，只有党和政府的领导才能保证权威，保障长期发展的资源供给。当然，党和政府的领导是实质上的指导、支持和监管，并不代表解纷体系需要纳入行政体制中，也不一定要属于事业单位编制。

第六，受社会监督。解纷机制的三原则之一是要保持公正和中立，以保持可信任的公共形象。那么，解纷机制就需要公开、透明地运行，就要对社会负责，受社会监督。可以开发多样有效的机构与社会互动的工作机制，主要是定期公布工作情况，接受意见投诉。

第七，与其他解纷体系的合作。大调解体系内部存在各种解纷机构，它们分担了不同领域、不同性质的纠纷的解决任务，比如法院、人民调解委员会、信访办公室、仲裁委员会、综合治理办公室等。因此大调解体系内的各个解纷相关机构都有各自的擅长和专门领域。纠纷处理是一项复杂的、需要多部门合作的社会服务。虽然医疗纠纷是医疗领域内发生的纠纷，但也涉及医学、法律、社会保障、社会工作等领域。所以，社会各个解纷体系，特别是国家正在建设的大调解体系内要经常开展合作，互相交流经验，取长补短。

第八，加强地域交流。中国是一个地域差别较大、地域文化不同的大国。各地有不同的医疗纠纷处理实践，也积累了各自的成功经验和失败的教训，当前已经开展了比较活跃的交流。2008 年 10 月 23 日，首届全国医疗纠纷第三方援助协作论坛在太原市召开，来自北京、上海等地的十几家医疗纠纷调解机构的代表在会上作了深入交流与探讨。

除此以外，也应该学习国外经验，特别是发达国家已经有几十年的医疗纠纷非诉讼处理体系建设的经验。美国、日本、德国及中国台湾的医疗纠纷处理经验说明，应当将建立健全医疗责任保险制度以及积极探索和发展诉讼外纠纷解决机制作为医疗纠纷解纷体制建立的两大方向，也可以作为医疗纠纷解纷体系建设的两个策略。

五、解纷体系的内部结构

医疗纠纷非诉讼解决机制的实务原则之一是定位准确、有序分流。在此基础上，形成一个分工合作的解纷体系内部结构。内部结构的形成，就完成了解纷体系模型建构的第一步工作。要形成内部结构，首先要分析医患纠纷的性质和分类。不同的医患纠纷分类有不同的解纷需求，就要有对应的解纷方式。每种解纷机制对应一些解纷需求，整体就形成了有序分流的内部结构。

本书的第二章已经从原因入手对医患纠纷作了分类，然而医患纠纷的原因大部分只能在纠纷处理后才能得知。所以应该有更加可操作的医患纠纷分类方式，以在纠纷处理刚开始时引导不同的纠纷流向不同的解纷方式。

医患纠纷分为医疗纠纷和非医疗纠纷。由非医疗原因引起的纠纷，可以用双方谈判解决，或是由消费者权益保护协会调解、人民调解、卫生局调解等非诉讼解决方式解决。医患纠纷中最主要的还是医疗纠纷，不仅数量大，而且种类多，不同类型的医疗纠纷适合不同的解纷方式。可以按病人损害是否严重、医疗事实是否清晰、医疗过失是否明显、医患矛盾是否剧烈等在医疗纠纷初发阶段即可得知的信息，大概将医疗纠纷分为轻、中、重三类。损害较轻、事实较清晰、矛盾较平缓的纠纷为轻度医疗纠纷；损害较重、事实较不明、矛盾可能升级的为中度医疗纠纷；矛盾剧烈、事实难明或损害严重的为重度医疗纠纷。这三类划分并不是严格的、正式的分类，而是为了方便医疗纠纷的处理而作出的大致归类，需要视纠纷具体情况而定。

不同严重程度的医疗纠纷的适合解纷方式大概如下。所有的医疗纠纷都首先经双方协商，这是纠纷的自然规律不须强制，其中轻度医疗纠纷和少数中度医疗纠纷能通过协商解决；中度和重度的纠纷无法在协商中解决的，可经过第三方介入的调解或仲裁解决，这一步可以解决大部分的纠纷；重度的纠纷在调解、仲裁不成后，最后可诉诸司法。在需要的情况下，医学鉴定可以涉足任何一种纠纷解决方式。

因此，根据医疗纠纷的严重程度解纷体系（图9-1）可以分为三级：初级解纷、二级解纷和终级解纷。三级解纷体系具体如下：初级解纷是当事人的自行谈判和双方的私下处理，也可能包括第三方机构的简单介入，没有专家鉴定，历时一个月左右；二级解纷是在第三方（可以是社会团体、事业单位、行政机构）介入下的专业解纷，有专家鉴定，但不一定有医学会事故鉴定，一般历时二个月；如果依然没有解决纠纷，则求诸终级解纷即诉讼途径，让国家司法权威来处理纠纷，历时二个月以上甚至以年计。无论结果是否令人满意，诉讼都将是最后的解决机会，当事人必须服从司法权威的判决（当然诉讼还有二审、终审和申诉）。三级解纷体系能够针对不同的纠纷有效地分配社会的解纷资源，让合适的纠纷解决方式处理合适的医疗纠纷。二级解纷机制则应该成为非诉讼解决机制体系的主体部分。

　　结合横向的纠纷严重程度分类和纵向的三级解纷体系，笔者发现医疗纠纷的解决机制应该是一个漏斗形的纠纷处理和分流机制。医疗纠纷进入三级解纷体系后，冲突程度轻的医疗纠纷在初级和二级解纷方式中被排除，冲突程度重的一次次采用更高级的解纷方式，过滤到最后才用诉讼解决。如图 9-1 所示，将解纷方式看做一个漏斗，纠纷从此滤过。漏斗的底边长意为进入漏斗的纠纷的数量，漏斗的高度意为纠纷解决的耗时长短。

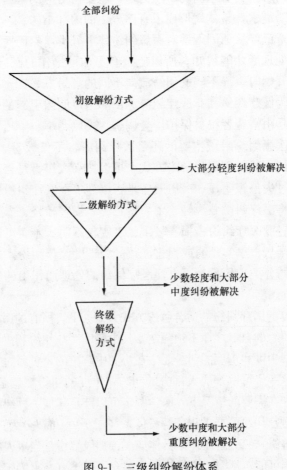

图 9-1　三级纠纷解纷体系

第三节　医疗纠纷处理的辅助机制

医学鉴定与医疗责任保险虽然不是直接地解决纠纷，却对于纠纷解决有莫大的作用。由于医疗服务的专业性，医疗纠纷无论使用何种解纷方式，都必须依靠医学专家的鉴定以明确事实与责任，明确侵权要件是否具备。医疗纠纷处理的全过程包括三个环节：防范、解决、赔偿。缺少任何一个环节，都不能真正妥善地解决医患矛盾。其中，赔偿是医患双方瞄准的解纷目标之一。合理的赔偿能够消弭双方冲突，弥补患方的经济损失，也不会让医方承担过度的经济压力。当前医疗纠纷愈演愈烈，赔偿成了让医方头痛的问题。因此，有必要同时推广医疗责任保险，解决医患双方的后顾之忧。

一、完善医疗事故技术鉴定

（一）医疗事故技术鉴定的性质

医学鉴定在当前就是医学会的医疗事故技术鉴定（下面简称事故鉴定），要明确事故鉴定的性质，要从它的来源《医疗事故处理条例》来分析。该条例是为了处理医疗事故而设的法规，而不包括医疗事故意外的医疗侵权损害。所以，未确定为医疗事故之前为医疗事故争议，确定不为医疗事故则不必处理，确定为医疗事故可以根据第四十八条规定"已确定为医疗事故的，卫生行政部门应医疗事故争议双方当事人请求，可以进行医疗事故赔偿调解"处理。所以行政调解意义仅在确定是医疗事故后，对如何赔偿进行调解。即使是协商，也在第四十七条规定"协议书应当载明……双方当事人共同认定的医疗事故等级"。

了解了《医疗事故处理条例》的处理范围和方法后再来看它的第二十条。其中规定了三种医疗事故技术鉴定的提起，一是卫生行政部门接到医疗机构关于重大医疗过失行为的报告，为了明确医疗事故等级而提起；二是卫生行政部门为了处理医疗事故争议而提起；三是双方为了协商而共同提起。除了最后一个是为了帮助解决纠纷（但也是为了在协议书中明确医疗事故等级），其他两种方式均为了明确医疗事故，以判断是否属于行政处理范围。

因此，事故鉴定本意并不是为了医疗纠纷解决的需要，而是为了明确是否为医疗事故。医疗事故是一个行政处理的概念，因此事故鉴定是行政部门委托的行政鉴定，是为了行政处理服务的。医疗纠纷处理所需要的是能够帮助解纷的"医疗侵权损害鉴定"（暂称为医学鉴定），需要医学鉴定明确医疗过程、损害行为、损害程度、过失、因果联系等侵权要件，是纠纷解决的证据提供者。事故鉴定与医学鉴定目的不同，性质也不同。医疗事故技术鉴定不能满足社会处理医疗纠纷的需要。

（二）完善医疗事故技术鉴定

（1）保持医学优势。事故鉴定的缺点在于行政属性和与法律程序的衔接不畅，优势在于强大的医学专家库。因此，要完善事故鉴定，首先应该保持和巩固事故鉴定的医学专业性。组织专业而权威且有针对性的医学专家解决专门的医学问题，得出令人信服的医学事实。

（2）加强鉴定的司法属性。应该弥补当前技术鉴定与侵权法律结合不够紧密的特点，在鉴定结果中明确过失、损害行为等侵权要件，以及医方的责任程度；明确鉴定组专家出庭质证、配合纠纷处理的义务（包括配合医事仲裁庭、调解和法庭澄清事实和法律责任）；坚持合议制，同时个人署名表达不同意见。医学专家在没有接受系统法律训练的情况下，要使鉴定更符合法律程序是比较困难的。因此，建议由鉴定办公室建立和鉴定专家库对应的法律专家库，每次鉴定抽取一名医事法学的法律专家参与，防止医学专家对法律法规不熟悉，作出的鉴定与纠纷解决程序不能良好衔接，鉴定不能被有效利用。

（3）加强对鉴定的监督。现在的事故鉴定有三种监督方式：一是医学会自身监督，《医疗事故技术鉴定暂行办法》第七条规定"医学会对专家库成员候选人进行审核"；二是卫生行政机关的监督，第三十四条规定"医学会应当及时将医疗事故技术鉴定书送达移交鉴定的卫生行政部门，经卫生行政部门审核"；三是上级医学会再次鉴定，也是一种实质上的监督。所以，医学会作为社会组织，应公开透明运行，接受社会监督，从而保证医学鉴定的公正。当然，当前我国的市民社会尚不发达，社会监督有名无实。日后应接受病人权益保护组织所组织的监督，还应受到法院所组织的监督。

（4）减少鉴定时间。根据《医疗事故技术鉴定暂行办法》规定，鉴定受理时间 5 天，当事人提交材料时间 10 天，鉴定时间 45 天。整个鉴定过程需要 60 天。当纠纷解决要等待鉴定结果出来才能进行下去时，两个月的鉴定时间大大延长了纠纷处理时间。因此，应考虑缩短鉴定各环节的时间，以便迅速解决纠纷。

（5）减轻鉴定费用。当前事故鉴定是需要收取鉴定费的，鉴定费大概为 3000 元。这对于患方来说大概是一个劳动者 1 个月甚至还要长的时间的劳动收入。为了鼓励当事人使用鉴定，应该降低鉴定费。

希望能通过修订《医疗事故技术鉴定暂行办法》实现以上完善措施。

二、广泛推行医疗责任保险

虽然医疗事故之外的医疗差错不在《医疗事故处理条例》的赔偿范围之内，但是根据民法的精神，依然要对侵权损害承担民事赔偿责任。目前，医疗过失赔偿给医院造成了不可忽视的经济负担。2003 年，北京全市医疗纠纷赔偿金额已占北京医疗机构业务总支出的 1‰～2‰，最高单起案件赔付数额为 130 万元[11]。在 20 世纪初，美国就出现了医疗责任保险。日本医学会自 1973 年起建立了"日本医学协会医疗行业保险"（JMAI）。目前发达国家普遍使用保险方式解决医疗过失赔偿问题[10]。医疗责任保险对医患双方都有好处：分担了医院和医生的赔付风险，解决了患者得到赔付的后顾之忧，缓和了医患因为费用问题产生的矛盾。

（一）医疗责任保险应该是社会保险

当前云南、吉林、上海、北京、天津、深圳、山西等全国很多省市正在推广或曾经使用过的医疗责任保险是由商业保险公司开发的保险产品，在运行时出现了不少问题，如保险费高昂、不够稳定、变化过大、不能长期运行等。2003年投保的医院不足20家，2004年更少，许多商业保险公司逐渐退出了市场[11]。这些问题揭露了商业保险公司运营医疗责任保险的缺陷。因为医疗过失赔付额度高、赔付的可能大，是一种利润薄且需要大覆盖面的保险品种。保险公司为了减少自身风险和保证盈利，增加了保险费额度、限制赔偿范围和限额，这使得医院难以承受不愿投保，所以也就难以在该地区全面覆盖。根据保险学中的大数法则，保险覆盖的同类人群越大，则风险越均匀，保险公司的收益也越稳定。覆盖面小决定了保险费用高，形成恶性循环。因此，在一个地方长期且全面承保医疗责任保险是商业保险公司难以完成的任务。所以，北京自2005年起行政强制所有非营利医院统一购买商业保险公司的医疗责任保险。

然而，在已经有上百年医疗责任保险由商业保险公司经营经验的美国，依然出现了很多问题，这说明商业保险并不适合医疗责任保险。根据2005年美国医疗协会的报道，在美国医疗责任保险成本日益增长，医疗责任保险费用不断上涨时，医生甚至开始减少可能产生风险的治疗程序。宾夕法尼亚州10％的妇产科医生减少了产科手术，而在西弗吉尼亚州，接近20％的诊所已经不再做产科手术了[12]。

因此，本研究认为医疗责任保险更适合作为社会保险，由社会保障部门组织运行，强制推广，并且规定每个执业医师有参加医疗责任保险的义务，由医院和医生分担保险费。

（二）医疗责任保险的设计

医疗责任保险属于社会保障行政部门管理的强制性职业责任保险。每个执业医师都有义务参投。执业医师若是单独开业行医，则作为私人医生投保，若是在医院执业，则医院是法人，与医生为委托代理关系，承担医生行医的法律后果。因此，医疗责任保险的投保人是私人医生或医院，由医院代表医生投保的，医院与医生分摊保险费。保险人是社会保障行政部门，被保险人是私人医生或医院。医疗责任保险不以营利为目的，保险基金封闭运行，全部资金用于保险赔付，人员、管理、运行的经费由国家、省市财政专门拨付。

由社会保障部门测算保险方案，确定保险费和保险赔偿方案。保险赔偿有单次赔偿金额限制或总赔偿额度限制，超过赔偿上限的由医院或私人医生自己赔偿。保险公司审查医疗纠纷处理的协议书或裁决或判决书后，依据处理结果进行赔偿。

保险费的收取要综合考虑医院纠纷水平、医生收入、医疗风险、风险共担等因素。不能因为医疗风险高就收取高保险费，这样就没有起到分担风险的目的，而且产生回避医疗风险，采取保守治疗方法的不道德行为，对患者的健康和医学发展是不利的。有学者赞成在全国范围内不管医疗机构大小、级别，医生科室风险性高低，均按收入的一定比例缴纳保险费，这有助于弥补我国医疗资源不平衡造成的执业风险水平不一[12]。

医疗责任保险在医疗纠纷处理中有两种参与方式。其一是承担医疗责任保险的商业保险公司委托第三方处理医疗纠纷，派驻工作人员入院全程参与医疗纠纷处理，甚至包括协助医院提高医疗质量；其二是医疗责任保险仅作为赔付风险承担方法，在医疗纠纷处理完后审查纠纷解决结果并给予赔付。本书基本同意后一种医疗责任保险参与医疗纠纷处理的模式。其一是由于将医疗责任保险作为社会保险后，由社会保障行政部门参与医疗纠纷处理并不合适，又多了一个管理医疗纠纷的部门，使医疗纠纷处理更加复杂。其二是由于保险人并不是专业的纠纷解决机构，所以应该由专门人员做专业工作，保险人处理保险和赔付，解纷服务者提供纠纷处理服务，医院和卫生行政部门负责提高医疗服务质量，防范医疗纠纷。各司其职密切配合，才能形成从预防到赔付的医疗纠纷处理系统。

另外，医院和医生对医疗意外不承担赔偿责任，由于医疗意外产生的患方风险，患方可在病前参加医疗意外商业保险。

第四节　几种医疗纠纷非诉讼解决机制模型

三级解纷体系是所有医疗纠纷解决体系都可以参考的理论模型。其中最关键的，也是判断不同医疗纠纷解决体系的标志是二级解纷机制。因此，设计医疗纠纷解决体系最重要的是设计承前启后的二级解纷机制（也就是第三方的医疗纠纷非诉讼解决机制）。下文对协商和诉讼作了一定的完善，主要详述各种可选择的第三方非诉讼解决机制。不同的地方有具体的社会、经济环境，适合使用不同的二级解纷方式，并以此为枢纽建立医疗纠纷三级解纷体系。建议以省为单位建设三级解纷体系。

一、协商的规范

协商是双方谈判处理私人权益的解纷手段，是最自由、最能体现当事人自主性的非诉讼解决方式。协商的结果具有合同效力。虽然理论上协商规则最少，最不应对其进行限制，但现实的协商并不利于双方。主要存在两个原因：一是医方作为组织，经常面对医疗纠纷，医学知识和谈判能力、社会资源均强于患方，医方可能会利用自己的医学优势隐瞒部分真相，造成患方对医疗过程的误解；二是某些患方行为极端，无视基本的社会公德，甚至采取非法手段。这两个原因造成了谈判中双方的实质地位不平等，有必要进行一定的约束。规范的目的在于平衡双方的协商地位，明确事实真相，保持理性，并帮助双方具备足够的谈判能力。

第一，人数限制。协商是双方的谈判，并不在于人多，而在于谈判的理性和技巧。因此，患方应推选出 2～5 位能代表家族利益，有一定文化水平、谈判能力的家族成员作为患方谈判代表。医方也同样可以选院内能够负责医疗纠纷处理和赔付的管理人员 1 名，事件相关医生 1～2 名，专门纠纷处理人员 1 名，共 5 名以内人员代表医院谈判。地方应明文规定协商人数限制，防止患方采取群体暴力，冲击医院。如果患方违反该规定，则医方有权利拒绝谈判，并在发现患方可能侵害医方利益时，通知医方安保部门和公安派出所。

第二，必要的院内调查。医院医疗质量管理委员会或专门的医疗纠纷处置委员会应该就医疗争议组成调查小组，调查医学事实。调查结果应形成书面材料，医患双方各执一份，作为双方谈判的依据，也是进一步处理的证据之一。如果进入二级解纷或三级解纷，则该调查结果会受到审查。这可以防止医院利用专业优势隐瞒信息，曲解医疗事实，操控谈判。同样，谈判过程也应做笔录，由双方签字，并作为下一步处理的证据。

第三，安全保护工作。公安部门应在医院附近派驻警员，专门维护医院附近的公共秩序和社会正当利益。无论医患双方或者闲杂人等，如果采取妨碍公共安全的暴力行为，公安部门都有义务、有责任迅速制止。并对情节恶劣的危害公共安全人员进行行政处理，要求其赔偿损害人的损失。在协商过程中，医方在有必要时有权利呼叫保卫人员和公安警员维护谈判环境的和平。

第四，可选择律师代理和第三方咨询。医患双方如果认为自己的谈判能力以及对法律的认识不足，可以聘请律师作为己方代理人进行谈判。患方作为医患矛盾中的弱势方，应鼓励其聘用律师以争取与医方具有同样的地位。患者权益保护组织应该与熟悉医疗纠纷处理的律师建立合作关系，帮助患方选择律师。并且律师费用应由医方适当承担，如果医方确有侵权赔偿责任，律师费用由医方全部承担。

此外，还有一种方法可以弥补患方的谈判能力和医疗纠纷处理经验的不足，就是在二级解纷机制中设置咨询热线或咨询室，提供免费咨询，回答患者关于医疗事实、纠纷处理、医事法律等方面的问题。

第五，可选择第三方促成式的谈判。如果双方无法使谈判达成一致，但又愿意进一步谈判时，可以选择请求二级解纷机制中的工作人员介入谈判，给双方指引方向。这既是对协商的帮助，也是非诉讼连续谱上协商和调解之间的一种形式。不仅有利于双方更好地谈判，也有利于在谈判不成时与二级解纷无缝衔接。

第六，规范协议书格式。地方应该出具统一的医疗纠纷处理协议书格式，其中必须具备以下内容：双方认定的医疗过程、损害情形和程度（可以依照医疗事故等级）、损害的原因、医方过失和违法违规行为、医方责任程度（以上四项双方可以有不同认识）、双方的和解态度和观点、共同认可的赔偿方式、赔偿执行的期限、对后续治疗的约定。注意在协议书中不得损害双方进一步处理的权利。

第七，医院的协助义务。医院应该在纠纷发生后告知患者如何进行医疗纠纷处理的信息。医方有义务协助患方更好地谈判，应在医疗纠纷发生后将协商中的注意事项、患方可以获得帮助的途径、地方关于协商的规定等信息告知患方。这不仅利于患方与医方具备同等协商地位，也有助于患方体谅医方，缓和医患矛盾。

希望协商能通过这些措施规范起来，真正成为双方理性谈判、处理自身权益的方式，这有助于社会自治，也不用"麻烦政府"、浪费社会资源。

二、医疗责任保险保险人委托的第三方处理机制

第七章已经述及医疗责任保险为载体的第三方处理机制，因此本部分不再阐述该解纷机制，仅作一定评价。该机制的特点是将医疗赔偿风险与医疗纠纷处理打包向商业保险公司购买。通过将医疗纠纷处理的需求市场化，由市场提供有偿服务，使医院和社会甩掉了医疗纠纷处理和赔偿的头痛问题。本书并不赞同这种由商业保险公司支持的二级解纷机制。

当前以这种医疗责任保险为载体的第三方处理机制是由地方政府强制推行的，非营利医院必须加入商业医疗责任保险。政府希望用"医院投保——保险公司委托的第三方处理纠纷——保险公司理赔"的方式来缓解医患矛盾，把医院从医患矛盾中解脱出来，是可以理解的。且不论强制商业医责险是否符合《中华人民共和国保险法》规定以及医院法人的权利，仅从实用角度看，该解纷机制不能长期保证医疗纠纷的妥善解决。

本研究认为这种商业保险公司承保医疗责任保险并管理医疗纠纷处理的模式并不能长期良好运行。原因之一是商业保险公司是营利性机构，而纠纷解决是一个社会公共服务，两者属性不同，存在各种差异。如何保证营利性机构全盘接手社会公共服务后的公正呢？该公共服务在一个地区内是垄断性的，如何保证商业保险公司在没有竞争之下保持高效的解纷能力呢？而且也难以排除未来盈利空间进一步降低后公司退出该领域的可能，毕竟市场主体以营利为目的，没有强制的社会责任。原因之二是中国市场经济发展时日尚浅，不像美国存在庞大的足以左右国家政策的大企业。商业保险公司所拥有的社会资源是有限的，而医疗纠纷解决所需要的资源是巨大而复杂的。商业保险公司无法建立整体的医疗纠纷处理体系，譬如自身招聘医学专家、与医学会合作、与法院合作等，这些都在没有政府配合的情形下，由商业公司运作，实在令人难以想象。正如有学者认为将纠纷解决交由市场（注意是由营利性的市场，不是社会）还有很多配套措施没有完善[11]。原因之三，由保险公司承担解纷体系建设、完善诸多的配套设施，必然增加保险公司成本，如第三方的运行资金、人员经费等。而公司是要盈利的，这些成本又会转嫁到医院头上，医院将无法承担。最后保险公司不得不选择退出该

服务市场。

因此，本研究认为医疗纠纷解纷体系必须由党和政府主导、社会组织监督、社会参与、市场主体与行政部门配合，其中非诉讼解纷机构的性质应该是中立的社会团体。

三、人民调解模式

在司法部门指导下成立医疗纠纷人民调解委员会。医疗纠纷人民调解委员会是不属于卫生行政部门的，是独立于医患双方的第三方非企业法人，由人民调解委员会进行业务指导，由法院作司法监督，卫生局给予必要的支持和协助工作。

医疗纠纷人民调解委员会已在不同省市有了多例成功的实践。2006 年 11 月，全国首家专业性医疗纠纷人民调解组织——山西省医疗纠纷人民调解委员会成立。该组织由山西省司法厅批准成立，独立于卫生行政部门。由退休医务人员组成的医学专家库和法律专家组成的法律专家库，在医疗纠纷调解工作中发挥了很大作用。这一应用人民调解的模式得到卫生部门的肯定，在全国很多地区予以推广。

（一）推行医疗纠纷人民调解的优势

推行医疗纠纷人民调解可以参考现成的人民调解的有关法律，能够得到现有国家和地方法律的支持。国务院颁布的《人民调解委员会组织条例》和各省人民政府发布的"人民调解委员会组织细则"，规定了设立调解委员会的组织情况。因此，医疗纠纷人民调解委员会的建立有现有的法律依据和较为成熟的操作方法。

同时，最高人民法院《关于审理涉及人民调解协议的民事案件的若干规定》对当事人之间自愿达成的合法协议给予了保护，确保了医疗纠纷人民调解的结果有司法保障。

人民调解是较成熟的纠纷处理机制。在各地均有人民调解委员会的机构和人员。利用人民调解这一在中国发展较为成熟和被社会政府广泛接受的解纷机制，能够比较快速经济地建立医疗纠纷二级解纷机制。

此外，医疗纠纷人民调解委员会能够以人民调解为依托，与大调解体系内的综合治理办公室、信访办公室、纪检部门、监察部门、维稳办公室、普法办公室等解纷相关机构充分交流合作，共同构成整个社会的纠纷解决体系。

（二）医疗纠纷人民调解的程序

医疗纠纷人民调解委员会收到申请书后当天判断是否受理，若受理则第二天由当事人各挑选一名调解员，由医疗纠纷人民调解委员会选择另一名调解员任组长，三人组成调解小组。调解员调解纠纷，一般应在一个月内调结。调解的基本流程是审核材料、初步调解、开展调查（或作事故鉴定）、再次调解。

医疗纠纷人民调解委员会应与医学会、法院、律师协会保持合作，取得他们在业务上的帮助和人力资源上的合作。

在调解员主持下达成的调解协议，其性质是人民调解的调解文书，具有民事合同的法律效力，主要靠当事人的诚信自觉履行。如果债务人不履行协议，则债权人有权利通过向法院起诉要求强制执行。债务人也可以以"重大误解、显失公平、受胁迫"为理由起诉要求撤销调解协议。

调解达成和解协议后，原有医疗纠纷的权利义务即告消解，以合同为新的权利义务。需要起诉请求法院撤销调解协议的，才能以医疗纠纷为事由重新起诉。

（三）引导社会使用医疗纠纷人民调解

可以设医疗纠纷人民调解为诉讼前置程序。如果协商无法解决，则必须经过二级解纷程序。这样可减轻法院诉讼压力，有效利用法院司法权威，保证法院作为难解纠纷处理者、社会纠纷解决规范者的角色定位。

当然，虽然强制调解可以让社会服从，然而短时间内公众依然有对此不满的心态。因此，在现代社会，政府的治理手段不能只停留在行政命令和强制执行上，要学会使用经济手段、行政手段、法律手段、社会监督等多种社会治理手段，来引导和规范医疗纠纷处理中双方的行为和策略选择，以及他们对解纷方式的选择偏好。例如，医疗纠纷人民调解委员会的调解应该是免费的；应该在医院做好宣传工作，并由医院在纠纷发生后向患方介绍医疗纠纷人民调解的制度。

在人民调解委员会基础扎实，机构、人员、工作都发展成熟的地方可以推行人民调解模式。在人民调解委员会基础薄弱、发展停滞的地方，在考虑法院、司法部门和仲裁委的意见后，可以试行医事仲裁机制。

四、医事仲裁模式

医事仲裁尚无系统实践经验，但学界和实务界已经呼唤多年，具有一定的社会基础和学术研究基础。笔者认为可以尝试探索医事仲裁机制作为第三方的非诉讼机制。

笔者研究所设计的医事仲裁机制是"医疗纠纷调解仲裁机制"，大致程序是：将医疗纠纷调解仲裁作为诉讼前置程序，先行院内调解，再行仲裁调解，最后双方合意仲裁，其调解结果和仲裁结果均以裁决形式作出。医事仲裁聘有医学专家，可以组成专家鉴定组对医疗纠纷做内部鉴定，并出具鉴定结果，也可以考虑纠纷情况和患方意愿，请医学会做医疗事故技术鉴定。裁决接受法院对其的司法审查，但一般只作形式和程序审查。裁决具有较高的法律效力，只有在撤销裁决后才能进入诉讼。

首先建立医事仲裁委员会。它有自己的名称、场所、资金、人员和工作机制，是独立的、非营利性的社会团体法人。它是接受党和政府的领导，由法院和仲裁委员会牵头，政府各行政部门配合，由社会组织深度参与，与其他解纷体系（如大调解体系、法院等）密切交流的医疗纠纷非诉讼解决机制。医事仲裁委员会可以在设区的市，省、自治区、直辖市直接管辖的县（市）设立。

医疗纠纷调解仲裁机构由政府提供运行经费、硬件设施、组织资源，并在人力资源上提供帮助配合，由仲裁委员会、法院、律师事务所、卫生部门提供核心人才，接受社会和政府的监督和审查。各政府部门必须配合其工作：在医事仲裁机构的要求下，由司法部门和法院提供法律培训并配合其工作；同时，当地仲裁委员会对医事仲裁委员会提供仲裁工作和日常组织工作的指导。因为仲裁委员会本身的非行政特性，所以在仲裁委员会指导下，医事仲裁能保持中立性、非行政性。为了保证仲裁拥有必要的医学资源，卫生局、省内的医学会应对医事仲裁机构提供人员支持和工作上的积极配合。

医疗纠纷人民调解和医事仲裁两种模式可以与事故鉴定有机结合，不必设事故鉴定为前置，以免延长解纷时间。也可以不采取医学会事故鉴定而由各机构内部医学专家审查事实。可根据医疗纠纷严重程度和患方意见自行选择。

五、诉前调解模式与完善诉讼模式

本小节设计的两种模式均不是典型的二级解纷模式。首先介绍的是二级解纷与诉讼融合的诉前调解模式，然后介绍一种缺乏二级解纷，但也可能在一定程度上解决医疗纠纷处理难问题的医事诉讼模式。

（一）诉前调解

诉前调解没有专门的第三方非诉讼解决机制，它将二级解纷与诉讼结合在一起，均在法院内进行。这也是可选择模式之一。该模式强化了法院的医疗纠纷解纷能力，因司法的权威和公正而容易被患方接受，能够有效解决医疗纠纷，但需要增加法院的管理成本，也不能减轻法院工作量。

（二）完善医事诉讼

由于这种模式没有第三方二级解纷模式，直接进入法院，所以需要在法院处理过程中强制进行医学会鉴定。法院可以设立医事审判庭，由医学专家做陪审员。

第五节　立法和政策建议

一、建立医疗纠纷处理体系建设委员会

医疗纠纷解纷体系的建设和完善是一个社会系统工程，需要多种资源的配备和有机结合。首先要成立"医疗纠纷处理体系建设委员会"，负责医疗纠纷协商

的完善、第三方非诉讼解决机制的建设、医事诉讼的完善等方面的组织管理和协调工作。在地市级，建设委员会应该由分管卫生的副市长和政法委书记牵头，由当地人民调解委员会、仲裁委员会、法院和卫生局的负责人组成，下设办公室负责具体执行，做好第三方非诉讼解决机制筹备项目的策划和组织工作。注意与各种社会团体、大调解体系的合作与互动。

二、完善法院角色

法院不应是与不分大小的任何纠纷搏斗的一线战士，而是对付难以解决的纠纷的将军，也是社会纠纷处理的后方总指挥。作为社会纠纷解决的总策划者，要引导建设和使用医疗纠纷非诉讼解决机制。

三、完善医事法律

立法规定非诉讼为医疗纠纷诉讼的前置程序，明确医疗纠纷处理的三级体系。统一并明确医疗损害赔偿标准，协调《医疗事故处理条例》与最高人民法院《关于审理人身损害赔偿案件适用法律若干问题的解释》之间的矛盾。

四、市民社会的建设

市民社会是现代社会的中流砥柱，政府应支持社会自治。

一方面，社会组织有传递社情民意、协助政府治理的作用。在现代社会，尤其是在当前中国的转型期社会，总会出现各种社会矛盾和社会利益群体的诉求。如果没有良好的诉求表达渠道和社会利益共同体组织、社会服务组织，政府将不能及时收集社情民意，也无法将社会冲突化解在初发状态。那么政府只能等到各种社会问题明朗化甚至激化后，才能扮演救火队员的角色，紧张而无停息地奔波在扑灭社会冲突的路上。

另一方面，应该让社会组织自己服务社会，解决社会问题。社会组织存在于社会中，与各种社会冲突、社会矛盾、社会问题是零距离的，能够迅速反应、自我调整、自己解决；而政府和社会是有距离的，社会冲突传达到政府需要信息渠道，而且再畅通的信息渠道也要花费一定的时间。如果任何社会问题都要政府提供服务来解决，那政府就只好做消防队员了。政府该做的主要是宏观调控、游戏规则的制定、社会引导和规范的角色。在市民社会对某个社会需求的自我服务、自我管理形成一定社会非正式制度后，政府可以对社会自发形成的非正式制度进行一定的引导和改良，规范社会的自治方式。例如，前文分析的协商中"医闹"的形成就是一个需要规范的社会非正式制度。总之，政府应该放开尺度，鼓励成立和发展各种社会团体、非政府组织和社会服务组织。

建立患者权益保护组织，代表患者发出利益诉求，以影响政府的决策。医疗纠纷的妥善解决需要患方更好地发出自己的声音,参与到社会对纠纷解决的规则制定中来,依靠新的公平的规则来解决纠纷。在没有患者的社会组织时,患者只得各自为战,要么依靠暴力手段满足个体的利益,要么因为力量微小而在不甚完善的解纷体系中兜兜转转、有苦难言。因此要早日成立患者利益保护组织,不让庞大的社会群体成为"沉默的大多数"。患者组织代表患者利益,参与到医疗纠纷解纷体系的公共政策咨询、制定和执行、完善的政策全过程中。在协商、二级解纷方式和诉讼以及其他方面为患者维护权益提供帮助。

社会转型期已经比较普遍地出现了专家咨询、听证、征求社会意见等政府与社会的互动,要在此基础上完善政府与社会互动的公共政策制定机制。这样才能切实发挥医院行业组织、医师行业组织、消费者权益保护协会、律师协会、仲裁委员会等相关社会团体,以及独立学术机构在医疗相关公共政策制定、立法中的作用,激发它们的热情,参与建设医疗纠纷解纷体系。整个社会要充分合作,一起维护社会和谐。

参 考 文 献

[1] 李勇军. 和谐文化的深层结构与时代内容. http://theory. southcn. com/wenszj/content/2007-09/29/content_4253003. htm. 2007-07-29.

[2] 俞祖华. 中国古代的和谐思想. 光明日报. http://www. southcn. com/nflr/llzhuanti/hexie/hxll/200503070633. htm. 2005-03-07.

[3] 杨春福,王方玉. 利益多元化与公民权利保护论纲. 南京社会科学,2008,(3):76-81.

[4] 侣志广. 以科学发展观指导依法治省. 南方日报. http://www. southcn. com/news/gdnews/nanyuedadi/200403020378. htm. 2004-03-02.

[5] 佚名. 为什么说以人为本的科学发展观核心是对公民权利的充分尊重. 北京时报. http://kxfz. people. com. cn/GB/135338/8750518. html. 2009-02-05.

[6] 孙莉莉. 探寻社会生活组织化之道. 理论导刊,2008,(11):13-16.

[7] 彭勃. 化解社会矛盾的合作治理模式//史德保. 纠纷解决:多元调解的方法与策略. 北京:中国法制出版社,2008:14-15.

[8] 章武生. ADR与我国大调解的产生和发展//史德保等. 纠纷解决:多元调解的方法与策略. 北京:中国法制出版社,2008:6.

[9] 杜闻. 论ADR对重塑我国非诉讼纠纷解决体系的意义. 政法论坛,2003,(3):154.

[10] 刘劲松. 医疗事故的民事责任. 北京:北京医科大学出版社,2000:192.

[11] 佚名. 北京统一实施医疗责任险能否化解医患冲突. 医院领导决策参考,2005,(4):33.

[12] 吴云红,朱亮,初炜,等. 医疗责任保险改革的新思维. 中国医院管理,2008,28(2):7-9.

后 记

改革开放以来，我国的医疗体制逐渐从计划经济环境走向市场经济环境，原先稳定的医患关系受到冲击，医患关系日益紧张，医疗纠纷数量急剧上升。快速、公正、低成本地解决医疗纠纷，建立和维持良好的医患关系，不仅是构建和谐社会的需要，也是医方和患方的共同愿望，同时也是学者们研究的重要课题。

2002 年出台的《医疗事故处理条例》对医疗纠纷设计了协商、行政调解和诉讼三种处理模式。而在现实中采取诉讼途径解决的医疗纠纷只是少数。实践证明，医疗纠纷走诉讼程序不但耗时长、成本高、风险大，而且将导致医患关系难以弥合。那么，如何实现医疗纠纷的快速、高效、公正和低成本解决呢？

带着这种思考，我很荣幸地承担了司法部项目"中国转型期医疗纠纷非诉讼解决机制研究"。为全面了解情况，我和我的研究团队广泛查阅文献资料，几次修正研究方案，并对广东、湖北 2 省 7 市 21 家医院、7 家人民法院进行了现场调研工作。在调研中，我们既和医方面对面接触，也和患方密切交谈；我们既认真听取法官的建议，同时也深思律师的意见。此外，卫生行政部门、劳动仲裁委员会、律师事务所都成了我们汲取思想精华的源泉。

正是由于多方的交流和合作，以及在团队成员的共同努力下，我们完成了本书。我们认为目前我国已经具备建立医疗纠纷非诉讼解决机制的政策环境，并且根据最新医疗改革的趋势，非诉讼解决机制将能够对缓解目前医患的紧张关系起到很大作用。希望研究结果能为非诉讼解决机制在我国的实施和开展提供一定的理论指导，同时也为我国医疗卫生体制改革方案的实施提供决策参考。

本研究是在司法部的支持和资助下，在卫生部相关司局领导、协作地区和机构的各级领导、湖北省卫生厅、广东省卫生厅和国内有关专家的大力协助和指导下进行的；广州、深圳、珠海、武汉、襄樊、宜昌、荆州等调查地区各级组织对本研究的顺利开展给予了积极配合，使本研究取得了丰硕的成果，在此对他们一并表示衷心的感谢。

本书的不足之处恳请广大同仁批评指正。

作 者

2010 年 11 月 8 日于同济